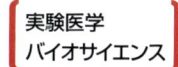

# 新 細胞接着分子の世界

林 正男 ── 著
Masao HAYASHI

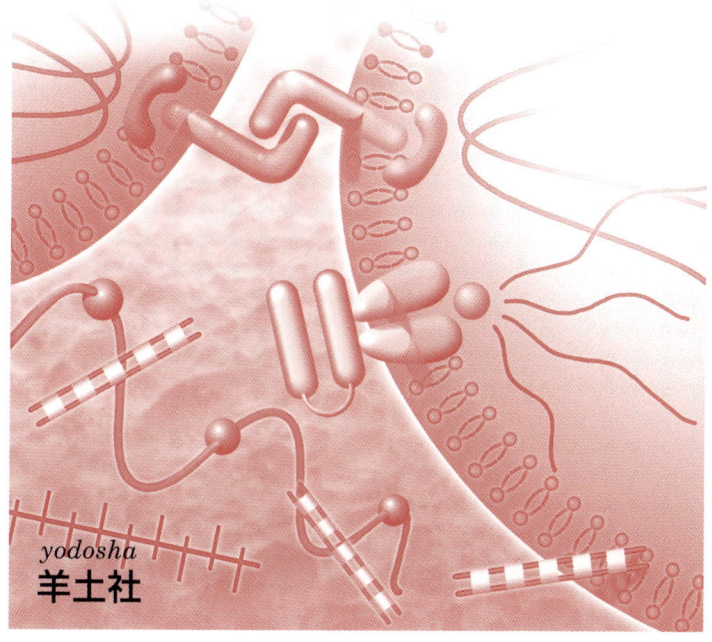

yodosha
羊土社

## 羊土社のメールマガジン
## 「羊土社ニュース」は最新情報をいち早くお手元へお届けします！

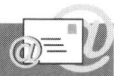

### 主な内容
- 羊土社書籍・フェア・学会出展の最新情報
- 羊土社のプレゼント・キャンペーン情報
- 毎回趣向の違う「今週の目玉」を掲載

● バイオサイエンスの新着情報も充実！
- 人材募集・シンポジウムの新着情報！
- バイオ関連企業・団体の
  キャンペーンや製品、サービス情報！

羊土社ホームページ　http://www.yodosha.co.jp/　いますぐ、ご登録を！
（登録・配信は無料）

# 新版　まえがき

　いや参りました．初版を上梓してからたったの6年．それなのに，世界の細胞接着分子研究は驚くほど急速に進歩している．実は，ここ2年ほど，羊土社・編集者の天野　幸さんから「早く改訂してください」とせっつかれていた．ところが，「中年老い易く，本の改訂できず」．今回，ようやく改訂できて「ホッ！」としている．「改訂といっても30ページ増が上限です」と釘をさされたため，この「新版まえがき」は短くした．初版の文章も大幅に削った．それでも60ページの増！　許してエーッ．

　なお，写真は林研究室のメンバーである（3名欠席）．ご覧の通り美人で，優秀な学部生・大学院生たちばかりである．あなたも林研の一員になります？

2001年3月
　　　　　　　　東京文京区の自宅で新世紀3カ月目を迎えた　林　正男

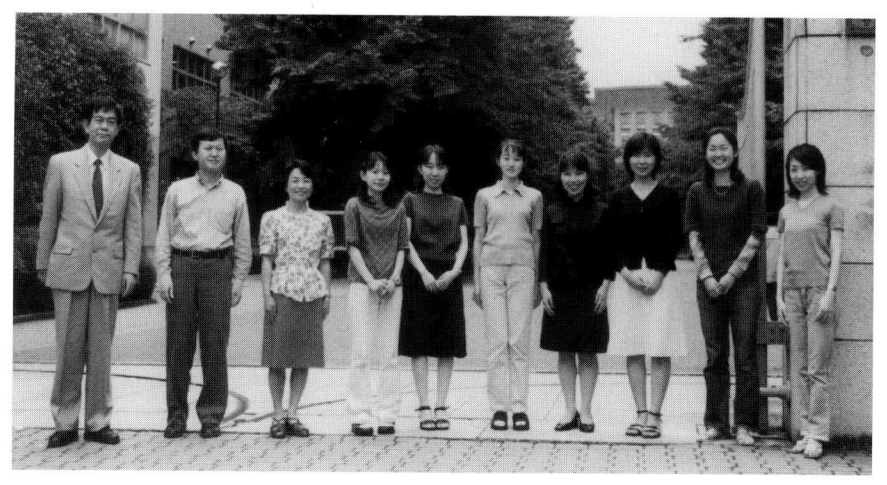

お茶の水女子大学理学部林研究室の記念写真（2000年）
お茶の水女子大学正門前．左端が筆者

# 初版　まえがき

　私の華麗なる脳細胞が，あふれるばかりのATPをスイスイ使えば，「なあーに，『細胞接着分子』1冊ぐらい書くのは朝飯前」と思っていたが，いやはや，書き始めてみると意外に難しい．
　第1に，細胞接着に関する分子の種類と内容が多い．フィブロネクチン，ビトロネクチン，カドヘリン，セレクチンなど，1項目で1冊の本になりそうなものが20分子くらいある（英語ではすでに1冊の本になっているものもある）．第2に，関与する生命現象が広範である．細胞接着は本命としても，細胞情報伝達，癌，免疫，神経，発生，細胞増殖，細胞分化，細胞認識など，いろいろな生命現象に関係している．第3に，当然ながら，研究技術も広範である．タンパク質，糖，DNA，脂質の生化学，分子生物学，生物物理学から細胞レベル，個体レベルの多種多様な手法が使われている．第4に，細胞接着分子の新しい論文がどんどん出てきて，最先端の研究が活発である．これらをどのようにカバーしたらよいか容易ではない．第5に，細胞接着分子は基礎研究だけでなく医薬品として興味をもたれ，産業的に応用され，疾患との関係もウンヌンされている．つまり，応用面でもかなり研究の動きがある．そして，これらの多くの難題を適切な量に料理して1冊の本に盛り込む，しかも最上等の味つけをして……，という問題もある．さらに，私の華麗なる脳細胞を支える不健全な肉体にも問題が多い．不健全な肉体に宿る不健全な精神の機嫌をとりつつ筆を進めるという，はなはだ個人的な問題もあった．

＊　　　　＊　　　　＊　　　　＊

　さて，このような状況でも"読んだなりに得るところはある"本にしたい．そこで，なぜ書こうと思ったのか，そもそもの初心に立ち戻ってみた．実はもう6〜7年前から，「細胞接着分子」に関する少しまとまった本を書きたいと思っていた．花の女子大生を相手に，毎年，細胞接着分子の講義をしているのだが，適切な教科書がない．その教科書として使いたいというのが動機の1つであった．だから，私の講義を受けるかわいいあなた，読んでしっかり勉強してくだ

さい.

　もう1つの動機は,「細胞接着分子」一般について,少し落ち着いて,基礎から体系立てて勉強するのに適した本がないということである.細胞接着の分野は,ここ20年ほどかなり急激に発展してきて,その間たくさんの総説や特集が出た.しかし,それらはおおむね専門的すぎて,記述が断片的で,研究の初中級者向きではない.たとえば,私の研究室の卒論生や大学院生に「まず,これを1冊しっかり,3回くらい読みなさい」と勧められる本がない.そういう本が必要であると感じていた.そう,これが初心であった.

　というわけで,この本はそういうつもりで書いてある.なお,全体的な傾向をさらに自己評価・自己点検すると,「細胞接着分子」といっても,私の好みによって,細胞−基質間接着の方に重点を置いてある.また,細胞接着に関する「生命現象」よりも細胞接着に関する「分子」を中心に記述した.これは,今までの世界の研究の流れに従ったからでもある.なお,私自身の思い込みや熱い気持ちを書いてもよいという出版社の話だったので,私がこの分野の研究を通して感じた「人生」や「教訓・法則」も少し書かせていただいた.ありがたく拝読するように.オホン,わかったかね!

　なお,この本を読んで興味をもった女子学生は,お茶の水女子大学大学院に"学び"に来てください.博士課程も充実しています.男子学生は……?!　女子大なもんで.

1995年2月

林　正男

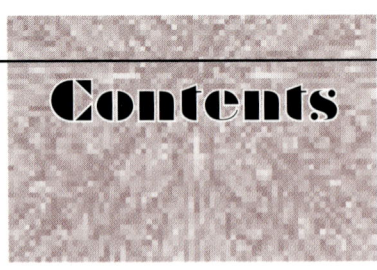

# Contents

## 1 細胞接着分子ものがたり ―― 12

### 細胞接着の全体像と細胞外マトリックス　12
1. 細胞接着は細胞‐細胞間接着と細胞‐細胞外マトリックス間接着に分類できる　12
2. 細胞接着は接着力の強弱で分類できる　13
3. 細胞接着は接着分子の相違で分類できる　15
4. 細胞外マトリックスの実体　15

### 接着結合は細胞接着の代表格である　17
1. 接着結合は細胞骨格の種類で大きく2つに分けられる　17
2. アドヘレンスジャンクション　18
3. デスモソーム　19
4. ヘミデスモソーム　21

### 細胞‐細胞間結合のタイトジャンクション，ギャップジャンクション，化学シナプス結合　23

### その他の細胞接着にはどんなものがあるのか？　24
1. リンパ球の軽い「接着」　24
2. 単細胞生物の「接合（conjugation）」　24
3. 細菌の「接合（conjugation）」　25
4. 植物の細胞接着　25

## 2 フィブロネクチンものがたり ──────── 26

- 創造性のトライアングル　26
- 細胞性フィブロネクチン発見のドラマ　28
  - 1 レッタンパク質は"新しい方法"の導入によって見つかった！　28
  - 2 ガラクトプロテインa発見の決め手も新しい実験法の開発だった！　31
- 血漿フィブロネクチン発見のドラマ　33
  - 1 寒冷不溶性グロブリンの発見　33
  - 2 動物細胞培養法からの展開　34
- フィブロネクチン分子の一般的性状を探る　35
  - 1 フィブロネクチンの分類と精製　35
  - 2 フィブロネクチンはどこにある？　36
  - 3 フィブロネクチンはたくさんのリガンドと結合する　37
  - 4 フィブロネクチンのドメイン構造解析　38
  - 5 フィブロネクチンの一次構造と遺伝子構造　42
  - 6 フィブロネクチンの選択的スプライシング　44
  - 7 細胞表面でのフィブロネクチンの線維形成　46
- フィブロネクチンの細胞接着・伸展活性　48
  - 1 フィブロネクチンの細胞接着・伸展はどのように起こるのか？　48
  - 2 フィブロネクチン研究者たちを驚愕させたRGDモチーフの発見　51
  - 3 RGDモチーフは細胞接着に普遍的な活性モチーフなのか？　53
  - 4 第2，第3の細胞接着部位 ── ⅢCS　55
  - 5 第4，第5の細胞接着部位 ── 相乗部位SS　56
- フィブロネクチンの細胞移動活性　58
  - 1 *in vitro*における細胞移動　58
  - 2 *in vivo*における細胞移動　60
- フィブロネクチンの生体内機能 ── ノックアウトマウス　63

## 3 ビトロネクチンものがたり ──────── 65

- ビトロネクチンの発見　65
  - 1 無視され続けたビトロネクチンの研究　65

② ビトロネクチンの発見：ルースラティの貢献　67
　　　③ ビトロネクチン抗体の不思議　67
　　　④ 細胞接着因子の本命はビトロネクチンだった　69
　免疫補体のSタンパク質の参入　69
　ビトロネクチンの分子性状を探る　72
　　　① ビトロネクチンの分布と合成　72
　　　② ビトロネクチンの分子構造　74
　　　③ ビトロネクチンの血液凝固・線溶の調節　76
　　　④ ビトロネクチンの生理機能　77
　ビトロネクチン研究への筆者らの貢献　79
　　　① ビトロネクチンの「結んで開いて」理論の提唱　79
　　　② ビトロネクチン精製法の開発に成功！　80
　　　③ 基礎科学者もどんどん特許申請すべきだ　83

## 4　インテグリンものがたり　86

　インテグリンの発見　86
　　　① モノクローナル抗体でフィブロネクチンレセプターを発見　86
　　　② RGDペプチドでフィブロネクチンレセプターを発見　88
　　　③ ハインズがcDNA塩基配列を決定しインテグリンと命名した　91
　インテグリンの構造とインテグリンファミリー　91
　　　① ビトロネクチンレセプターの発見　91
　　　② インテグリン分子の構造　92
　　　③ インテグリンは22種類ある：インテグリンファミリー　94
　　　④ CD，VLA，GPもインテグリンだった　96
　　　⑤ インテグリンのリガンド結合部位を探せ！　98
　　　⑥ 白血球粘着欠陥症−Ⅰ型（LAD-Ⅰ）：インテグリン$\beta_2$の疾患　101
　トランスメンブレンコントロール，細胞内情報伝達，シグナリング　102
　　　① トランスメンブレンコントロールとは何か？　102
　　　② インテグリンの細胞質ドメインの構造と機能　103
　　　③ 接着斑を構成する分子　105
　　　④ シグナリングのメカニズム：「外から内へ」の情報伝達とリン酸化　110

⑤ インテグリンの活性化のメカニズム:「内から外へ」の調節機構　*112*

## 5　ラミニンものがたり ───────── 115

### ラミニンの発見・精製と EHS 肉腫　*115*
### ラミニンの構造と細胞作用　*119*
　　① ラミニンの形はなんと十字架だった！　*119*
　　② ラミニンの細胞作用とその活性部位　*120*
　　③ いろいろなラミニン結合分子　*121*
　　④ 新タイプのラミニン分子が見つかった　*123*
### ラミニンレセプターを探せ！　*125*
　　① トラブル続きのラミニンレセプター分子の解明　*125*
　　② 本命視された 67kD ラミニン結合タンパク質に問題があった！　*126*
　　③ 有力候補はインテグリン　*128*
　　④ その他のラミニンレセプター　*129*
### ラミニンと疾患 ── 筋ディストロフィーとラミニン-2　*130*

## 6　細胞間接着分子のものがたり ───── 133

### 細胞-細胞間の接着の2つのタイプ　*133*
### NCAM と IgCAMs：$Ca^{2+}$ 非依存性細胞接着分子　*135*
　　① NCAM の発見：エーデルマンの功績　*135*
　　② NCAM の構造と機能　*137*
　　③ 免疫グロブリンスーパーファミリーへと拡大発展　*139*
　　④ L1：神経細胞接着分子の1つ　*141*
　　⑤ Po：神経細胞接着分子の1つ　*142*
### カドヘリン：$Ca^{2+}$ 依存性細胞接着分子　*143*
　　① カドヘリンの発見：竹市雅俊の功績　*143*
　　② カドヘリンのドメイン構造　*144*
　　③ カドヘリンの細胞質ドメインと細胞内情報伝達　*145*
　　④ カドヘリン分子はたくさんある　*149*
　　⑤ カドヘリンの細胞接着機構　*151*

## 7 細胞間結合分子のものがたり ── 154

閉鎖結合：タイトジャンクション　*154*
　1 タイトジャンクションの生理機能　*154*
　2 オクルディンの発見：月田承一郎の功績　*156*
　3 クローディンの発見：月田承一郎のさらなる功績　*158*
　4 クローディン分子と疾患　*160*

連絡結合：ギャップジャンクションと化学シナプス結合　*161*
　1 コネキシン：ギャップジャンクションを担う分子　*161*
　2 化学シナプス結合を担う分子　*162*

## 8 セレクチンものがたり ── 免疫系の細胞接着分子 ── 164

セレクチンの発見　*164*
　1 リンパ球ホーミングレセプターが発見！　*164*
　2 ELAM，PADGEM，GMP-140も発見！　*165*
　3 なんとホーミングレセプターやELAMなどは同じ仲間だった！　*167*

セレクチンの構造と結合分子　*168*
　1 セレクチンの構造と活性部位　*168*
　2 セレクチンの結合リガンドを探せ！　*170*
　3 セレクチンの細胞表面レセプターを探せ！　*171*

炎症の場で機能するセレクチン　*173*
　1 白血球のローリングの仕組み　*173*
　2 ローリング後の強い細胞接着　*174*
　3 セレクチンと疾患：白血球粘着異常症　*175*

## 9 細胞接着分子の応用研究ものがたり
── 癌転移抑制，創傷治癒，機能性材料の可能性 ── 176

一研究10年説，応用研究と基礎研究の関係：科学研究のライフサイクル　*176*
癌の転移と細胞接着分子　*178*
　1 癌の発生と転移のメカニズムを探る　*178*

- ② 研究者たちが目を見張る癌転移とRGD，YIGSRの関係　*180*
- ③ 癌とインテグリンに関連する2つの興味深い発見　*183*
- ④ 注目を浴びているその他の細胞接着分子と癌の関係　*185*

## 細胞接着分子で眼の傷を治す　*187*

## 細胞接着分子を応用した機能性材料　*190*

- ① 細胞機能を制御する夢のインテリジェント分子がつくれるか？　*190*
- ② 遺伝子工学でRGDを利用した接着分子をつくる　*192*
- ③ どこまでできる？　細胞接着分子を用いた人工神経・人工血管・人工皮膚　*193*

| 付録 | 細胞接着分子の研究動向と研究開発動向 | *195* |
|---|---|---|
| **1** | 研究動向の探り方：研究論文 | *195* |
| **2** | 細胞接着分子の研究動向 | *197* |
| **3** | 細胞間結合の研究動向 | *199* |
| **4** | 研究開発動向の探り方：特許 | *200* |
| **5** | 日本の研究開発動向：細胞接着分子と細胞間結合 | *201* |
| **6** | アメリカの研究開発動向：細胞接着分子と細胞間結合 | *203* |

- **参考文献**　*205*
- **おわりに**　*208*
- **索引**　*211*

［※本文中の太文字は重要語（索引用語）を表しています］

xi

# 細胞接着分子ものがたり

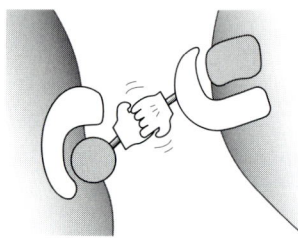

- ■細胞接着には，接着結合，閉鎖結合，連絡結合，接触結合の4種類がある
- ■接着結合は細胞同士の接着と細胞の細胞外マトリックスへの接着に2大別される
- ■支える細胞骨格により，アドヘレンスジャンクションとデスモソーム・ヘミデスモソームに2大別される

## 細胞接着の全体像と細胞外マトリックス

### 1 細胞接着は細胞-細胞間接着と細胞-細胞外マトリックス間接着に分類できる

　生物のからだは，心臓，脳，筋肉などの器官からできている．これらすべての器官は，たった4種類の組織から成り立っている．筋肉組織，神経組織，上皮組織，そして結合組織だ．そして，これらすべての組織はたくさんの細胞で成り立っている．たくさんの細胞と言ったが，細胞の種類はヒトで約200種類である．

　こう書いてくると，勘違いしてしまう人がいるので言っておくが，生物には，"細胞"以外に，血も涙も骨もある．これらは何か？　これらは細胞か？　答えは，細胞の部分と細胞ではない部分があるということである．

生物のからだは「4種類の組織から成り立っている」と述べた．では，血と涙と骨はどの組織か？　液体である血や涙は結合組織に分類される．固体である骨も結合組織に分類される．実は，細胞がつくる血や涙や骨は細胞外の物質である．組織を細かく見ると，生物の組織は「細胞」と「細胞以外の物質」からできていることになる．そして，細胞以外の固体物質を総称して**細胞外マトリックス**（extracellular matrix：ECM, ecm, イーシーエムと読む）と呼ぶ．あるいは，**基質**（substrate）と呼ぶことも多い．なお，この基質を酵素の基質と混同しないこと．

　多細胞体制をなす生物の身体は，当然のことながら多数の細胞でできている．となると多数の細胞は何らかの結合や接着をし，特定の構造を保つ多細胞体制をとっている．その時，細胞は細胞に接着するか，細胞外マトリックスに接着する．それ以外に細胞が接着する相手がない．それで「細胞接着」を，「**細胞−細胞**」間接着と「**細胞−細胞外マトリックス**」間接着の2つに分類できる．

## 2 細胞接着は接着力の強弱で分類できる

　この第1章では細胞接着を広義に捉えたい．まず，細胞接着をその接着力の強弱から分類しよう（表1-1）．第1に，中程度の接着力を示す**接着結合**（anchoring junction）がある．この接着結合が，本来の意味の細胞接着（cell adhesion）である．第2に，強くしっかりした**細胞間結合**（intercellular junction）の**閉鎖結合**（occluding junction）がある．第3に，接着力の強弱という基準には必ずしも合わないのだが，細胞間の迅速な情報伝達を行う**連絡結合**（communicating junction）がある．そして，最後の第4に，細胞の短時間の弱い接着で**接触結合**とでも呼べる結合がある．第2章〜第6章は，本来の接着結合である細胞接着を中心に記述するが，第7章は細胞間結合を，第8章は接触結合を中心に記述する．

　代表的な組織を例に，ここで，細胞接着の全体像をみてみよう．表1-1を模式図（図1-1）と対応させて理解してほしい．

　上皮組織（図1-1A）では上皮細胞同士の細胞−細胞間接着があり，そこでは接着結合と閉鎖結合が見られる．上皮組織には，ま

**表1-1 広義の「細胞接着」**

| 名称 | 特徴 | 具体例 |
|---|---|---|
| 接着結合 | 他の細胞または細胞外マトリックスをつかむ接着．細胞外マトリックスによる細胞機能調節あり | アドヘレンスジャンクション<br>(細胞と細胞<br>細胞と細胞外マトリックス)<br>デスモソーム/ヘミデスモソーム<br>(細胞と細胞<br>細胞と細胞外マトリックス) |
| 閉鎖結合 | 液体が漏れない強固な細胞‒細胞間接着 | タイトジャンクション |
| 連絡結合 | 細胞‒細胞間で情報伝達を行う接着 | ギャップジャンクション<br>化学シナプス結合 |
| 接触結合 | くっついたり離れたりする弱い接着．細胞間機能調節あり | 白血球のローリング |

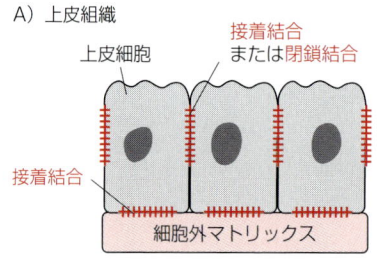
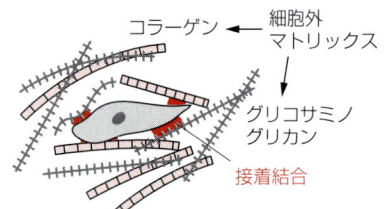
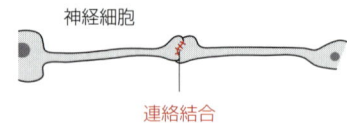
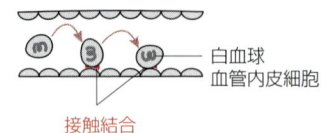

**図1-1　いろいろな細胞接着**
表1-1と対応している

た，細胞‒細胞外マトリックス間接着もあり，そこでは接着結合が見られる．結合組織（図1-1B）では接着結合が主で，しかもそこでは，細胞‒細胞外マトリックス間接着しかない．神経細胞（図

1-1C）では連絡結合が見られ，そこでは化学シナプス結合がある．血管内（図1-1D）では接触結合が見られ，白血球が刺激に応じて血管内皮細胞上をローリングする．

## 3 細胞接着は接着分子の相違で分類できる

模式図（図1-1）の細胞接着をみると，細胞は漠然と他の細胞あるいは細胞外マトリックスにくっつくだけのように見えるかもしれない．マクロにはそうみえても，ミクロ（分子レベル）で見ると，実はかなり厳密な分子認識機構が働いている．細胞接着の仕組みの実態は，細胞表面の特定の高分子が特定の高分子に結合することである．そして結局，関与する接着分子の相違で細胞接着を分類するのが，生物全体の細胞接着を理解するうえで正しい態度だといえる．

なお，細胞-細胞間接着の場合，細胞表面にある同じ高分子同士の結合によって細胞接着が起こる仕組みを**ホモフィリック**（**homophilic**）と呼び，異なる高分子同士の結合による仕組みを**ヘテロフィリック**（**heterophilic**）と呼ぶ．細胞-細胞外マトリックス間接着では，常にヘテロフィリックである．

## 4 細胞外マトリックスの実体

細胞-細胞間接着の概念は容易につかめると思うが，細胞-細胞外マトリックス間接着で登場する細胞外マトリックスは，少しわかりにくいかもしれない．従来，細胞内だけの現象で生物学を終わりにする傾向が強かったからだ．ここで細胞外マトリックスの実体について少し説明しておこう（表1-2）．

細胞外マトリックスは（extracellular matrix：ECM，ecm，イーシーエムと読む）は，日本では，**基質**とも**細胞間物質**とも呼ばれたりする．細胞外マトリックスは細胞の外にある線維状，シート状の構造体である．構成分子の第1は構造タンパク質で，**コラーゲン**（**collagen**），**エラスチン**（**elastin**）など数種類ある．構成分子の第2は，**グリコサミノグリカン**（**glycosaminoglycan**：GAG，ギャグと読む）で，ヒアルウロナン，コンドロイチン硫酸など数種類あ

表1-2 細胞外マトリックスの主要な構成分子

構造タンパク質
　コラーゲン，エラスチンなど

グリコサミノグリカン
　ヒアルウロナン，コンドロイチン硫酸，デルマタン硫酸，ヘパラン硫酸，ヘパリン，ケラタン硫酸

細胞接着性タンパク質
　フィブロネクチン，ラミニン，ビトロネクチン，テネイシン，トロンボスポンジン，エンタクチン，オステオポンチン，フォンビルブラント因子，フィブリノーゲンなど

る．第3は，**細胞接着性タンパク質**(cell-adhesive proteins)で，フィブロネクチン，ラミニンなど10数種類ある．これらの分子はどれも巨大分子で，含水性の高いものが多く，分子同士の多量体形成や分子間架橋も盛んである．これらの性質により，組織構造を物理的に保持する機能が生じ，組織の充填剤として重要である．また，カルシウムやリンなどの無機物を蓄積し，骨や歯などの硬組織を形成する．

　細胞外マトリックスは読んで字のごとく細胞の外にある．結合組織では，細胞の外にあるというより，細胞が細胞外マトリックスの中に埋まっているという表現のほうが適切である(図1-1B)．培養細胞もすぐに細胞外マトリックスを形成する．量を問わなければ，上皮細胞，筋肉細胞，神経細胞などすべての細胞の外側に細胞外マトリックスが存在する．培養細胞は当然，これら細胞外マトリックスに接着している．細胞外マトリックスに接着していなければ，培養細胞は培養容器の上を滑って，もし傾けでもすれば，細胞はずり落ちてしまう．

　細胞接着機能が知られていなかった30年前には，細胞外マトリックスは，生物学的に不活性な単なる詰めもの(充填剤)と考えられていた．ところが，25年くらい前に細胞接着活性が知られ，細胞外マトリックスに対する生物学者の考えが変わってきた．細胞外マトリックス分子は，細胞の接着を担うだけでなく，接着を通

して細胞の移動，分化，増殖などを調節し，組織の形態形成に重要な役割を積極的に演じていることがわかってきたのだ．現在，細胞外マトリックスの研究はかなり注目されている．

　動物細胞を培養するときに使うプラスチック製の培養容器，生体に埋め込んだ人工物（高分子，セラミックス，金属など）にも細胞は直接接着する．細胞外マトリックスの概念を広げると，これら人工物を**人工マトリックス**と呼ぶことができる．生物由来の細胞外マトリックスと似た機能（あるいは，さらに高度な機能）を人工マトリックスに組み込むことで，機能性人工材料の開発とそれによる細胞機能の解明の両方が研究されている．

## 接着結合は細胞接着の代表格である

### 1 接着結合は細胞骨格の種類で大きく2つに分けられる

　接着結合は「細胞接着」の代表格で，いろいろな組織に存在する．細胞は細胞接着をする細胞の特定部位に特殊な構造を形成する．この細胞接着部位に細胞膜上の接着性タンパク質が集まり細胞接着構造を形成する．細胞質内の細胞膜裏打ちタンパク質と細胞骨格はこの細胞接着構造を細胞内から支えている（図1-2）．細胞骨格が細胞接着構造を支えることで，接着した細胞群に力学的ストレスがかかっても，接着構造が引っこ抜けないし細胞の形が大きく変形しない．また，細胞骨格の機能を利用して細胞の移動や細胞内に情報を伝達することが可能になってくる．

　接着結合は，支える細胞骨格の種類により大きく2つに分類される．細胞骨格が**アクチン線維（actin filament）**の場合の**アドヘレンスジャンクション（adherence junction）**，中間径線維（intermediate filament）の場合の**デスモソーム／ヘミデスモソーム（desmosome/hemidesmosome）**の2種類である（表1-3）．この2種類の接着は，それぞれ細胞−細胞間接着と細胞−細胞外マトリックス間接着に細分化される．

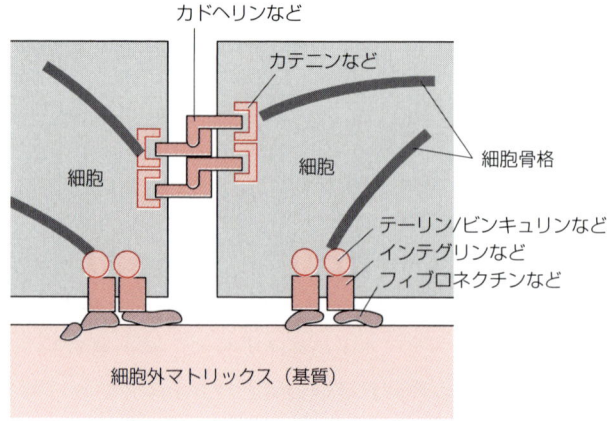

**図1-2 接着結合を担う分子の全体的配置**
表1-3と対応している

**表1-3 接着結合を担う分子**

アドヘレンスジャンクション（細胞骨格：アクチン線維）
　①細胞‒細胞
　　例）カドヘリン→カテニン→ビンキュリン→アクチン
　②細胞‒細胞外マトリックス（ECM）
　　例）フィブロネクチン→インテグリン→テーリン→ビンキュリン→アクチン

デスモソーム/ヘミデスモソーム（細胞骨格：中間径線維）
　①細胞‒細胞：デスモソーム
　　例）デスモグレイン，デスモコリン→デスモプラキン→中間径線維
　②細胞‒細胞外マトリックス（ECM）：ヘミデスモソーム
　　例）ラミニン-5→インテグリン$\alpha_6\beta_4$→BP180，BP230，HD1→中間径線維（ケラチン線維）

矢印は細胞外から細胞内へ．背景がピンクの分子は細胞外にある細胞接着分子．赤い文字で示した分子は細胞膜に組み込まれている細胞接着分子

## 2 アドヘレンスジャンクション

　アドヘレンスジャンクションの細胞‒細胞間接着の代表的タンパク質は**竹市雅俊**（京都大学理学部）の発見した**カドヘリン**（**cadherin**）である．細胞膜にあるカドヘリン同士が結合することで細胞接着

が起こる．この構造を支える細胞膜裏打ちタンパク質は，**カテニン**（**catenin**）などで，これらがアクチン線維につながっている（図1-2, 表1-3）．カドヘリンについては第6章で詳しく述べる．

一方，アドヘレンスジャンクションの細胞−細胞外マトリックス間接着の代表例は，細胞外マトリックスの**フィブロネクチン**（**fibronectin**）に細胞が接着するケースである．フィブロネクチンは第2章で詳しく述べる．フィブロネクチンは膜タンパク質ではない．フィブロネクチンに特異的に結合する細胞膜タンパク質は**インテグリン**（**integrin**）である．インテグリンは第4章で詳しく述べる．細胞−細胞外マトリックス間接着では，フィブロネクチンとインテグリンの両方が細胞接着性タンパク質ということになる．**テーリン**（**talin**）やビンキュリンは細胞膜裏打ちタンパク質としてこの接着構造を支え，最終的にはアクチン線維と結合している（図1-2, 表1-3）．細胞外マトリックスとしての細胞接着性タンパク質はかなり研究が進んでいる．フィブロネクチン以外の代表例として，ビトロネクチンを第3章で，ラミニンを第5章で詳しく述べる．

## 3 デスモソーム

アドヘレンスジャンクションと全く同じ接着の図式がデスモソームとヘミデスモソームにも適用できる．デスモソームは細胞−細胞間接着であり，ヘミデスモソームは細胞−細胞外マトリックス間接着である．アドヘレンスジャンクションとの違いは，アクチン線維の代わりに**中間径線維**が細胞骨格として使われている点である．もちろん，使われている細胞接着分子自身も大半は異なる．デスモソームとヘミデスモソームは後の章で説明しないので，ここでデスモソームを，次節でヘミデスモソームをもう少し詳しく説明しておこう．

**デスモソーム**は，電子顕微鏡の観察から，上皮細胞同士が結合する直径約 $0.5\,\mu\mathrm{m}$ の構造であるとされたが，その構成分子はなかなかわからなかった．デスモソームの部分精製，タンパク質成分の分析と抗体調製，抗体を用いた免疫電子顕微鏡と進んできたが，一般的に可溶化しにくい細胞器官の研究はスムースには進まない．

研究経緯の物語は省いて，現在の知見だけを図1-3の模式図を参照しながら説明しよう．細胞膜介在型のタンパク質として，**デスモコリン**（**desmocollin**：Dsc，分子量107kD〜115kD）と**デスモグレイン**（**desmoglein**：Dsg，分子量165kD）がある．これらは糖タンパク質で，デスモコリン-1，デスモコリン-2，デスモコリン-3，それに，デスモグレイン-1，デスモグレイン-2，デスモグレイン-3，とそれぞれ3種類ずつあって，別々の遺伝子産物である．細胞外ドメインの一次構造はカドヘリンによく似ていて，カドヘリンスーパーファミリーの一員に分類されている．ただ，細胞質ドメインはカドヘリンと異なっている．デスモコリンの細胞質ドメインは選択的スプライシングが起こり，長いのを"a型"，短いのを"b型"と呼ぶ．

　デスモコリンの細胞接着認識配列はアミノ酸レベルまで解明さ

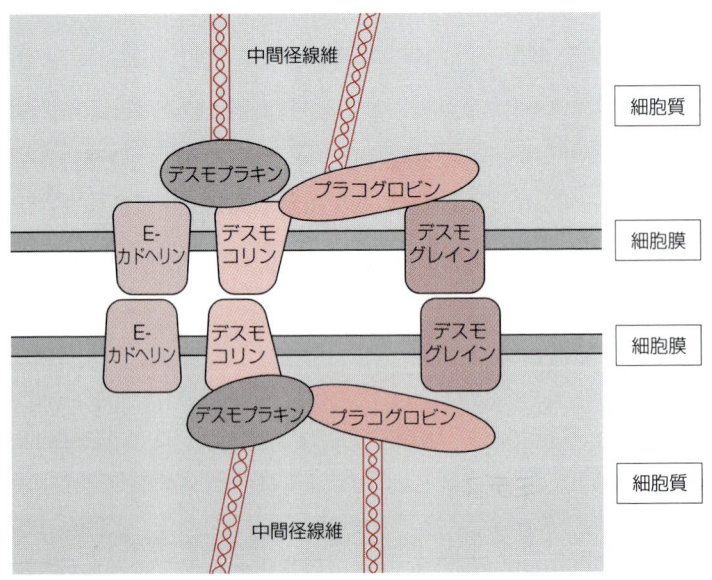

**図1-3　デスモソームの構造**
細胞-細胞間の接着結合であるデスモソームには，E-カドヘリン，デスモコリン，デスモグレインが存在する．デスモプラキン，プラコグロビンを介して中間径線維に結合する

れていて，デスモコリン-1ではYAT (Tyr-Ala-Thr)，デスモコリン-2ではFAT (Phe-Ala-Thr)，デスモコリン-3ではYAS (Tyr-Ala-Ser)である．これらの配列はヒト，マウス，ウシに共通で，生物種を超えた細胞接着認識配列である．

デスモコリン-aの細胞質ドメインは，直接，中間径線維に，そして細胞膜裏打ちタンパク質の**デスモプラキン**(**desmoplakin**)に結合することを通して間接的にも，中間径線維に結合する．デスモコリン-aとデスモグレインはプラコグロビン(plakoglobin)にも結合する．

デスモコリンとデスモグレインは細胞-細胞間接着に機能していると信じられているが，実のところ，直接的な証拠は弱い．たとえば，デスモコリン-1aまたはデスモコリン-1bをL929細胞に強制発現させても細胞接着は起こらない．また，デスモグレイン-3では，その膜介在ドメインと細胞質ドメインをE-カドヘリンのそれらと交換したキメラ分子をつくって実験したが，弱い細胞接着しか起こらない．つまり，細胞接着の分子機構はよくわかっていない．

疾患との関係では，**癌**との関与が報告されている．口腔扁平上皮癌でデスモコリン，デスモグレイン，デスモプラキンの発現が減少している．発現が減少することで，上皮細胞の分化特性を失い癌化する．あるいは細胞接着力が弱くなり転移しやすくなる．もっとも，結腸癌では，デスモコリン，デスモグレイン，デスモプラキンの発現は転移に関係ないといわれている．また，**天疱瘡**という皮膚に水泡ができる病気は，デスモグレイン-1，デスモグレイン-3，デスモコリン-1に対する抗体が，自分の体内にできてしまう自己免疫疾患であることもわかっている．

## 4 ヘミデスモソーム

**ヘミデスモソーム**(**hemidesmosome**：HD)もデスモソームの研究と同じ流れである．電子顕微鏡の観察から，上皮細胞がその下の基底膜に結合する直径0.1～0.5 $\mu$mの構造であるとされたが，その構成分子はなかなかわからなかった．

1988年，ヒト**天疱瘡**患者の自己抗体に反応する抗原BP230を

cDNAクローニングしたのが遺伝子レベルでの解析の最初であった．その後の研究ものがたりを省略すると，結局，現在は図1-4のように理解されている．

なお，**cDNA**（シーディーエヌエーと読む）は相補的DNA（complementary DNA）のことである．mRNAを逆転写酵素でDNAにしたものがcDNAで，cDNAは微生物中で大量に増やせる．クローニングしたcDNAの塩基配列から元のタンパク質の一次構造がわかる．

真皮-表皮接合部のヘミデスモソームでは，細胞質側の細胞骨格として，中間径線維であるケラチン線維（ケラチン-5, ケラチン-14）やビメンチン線維がある．細胞膜裏打ちタンパク質はいくつかあり，1つは**プレクチン**（**plectin**）である．プレクチンは，1992年，名古屋大学の尾張部克志が発見した分子量500kDのHD-1（hemidesmosomal protein 1）と同じものである．プレクチン以外

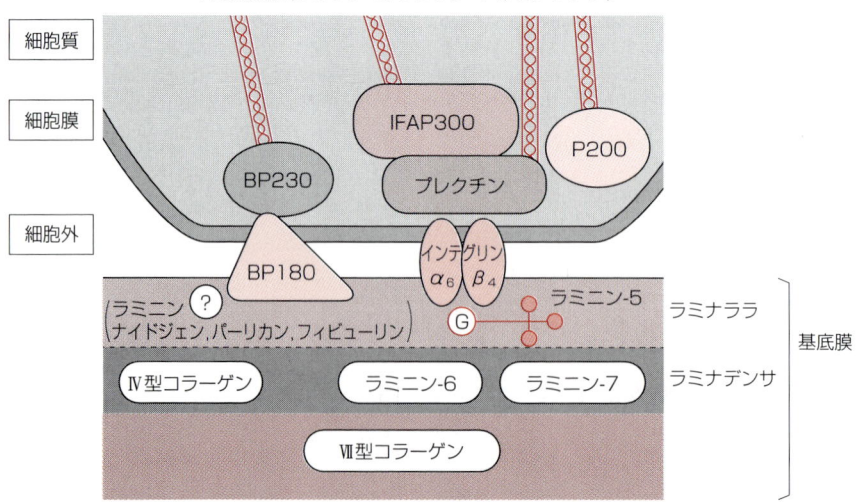

**図1-4　ヘミデスモソームの構造**
細胞-細胞外マトリックス間の接着結合であるヘミデスモソームでは，ラミニン-5などにインテグリン$\alpha_6\beta_4$，BP180が結合し，プレクチン，IFAP300，P200，BP230を介して中間径線維に結合する

に，IFAP300 (intermediate filament-associated protein 300，中間径線維のビメンチンに会合する300kDのタンパク質)，モノクローナル抗体6A5の抗原だったP200 (分子量200kD)，天疱瘡抗原のBP230 (bullous pemphigoid antgen 1，分子量230kD) が知られている．細胞膜介在タンパク質として**インテグリン$\alpha_6\beta_4$**と**BP180**があり，インテグリン$\alpha_6\beta_4$には細胞外の基底膜中の**ラミニン-5**がそのGドメインを介して結合している．BP180の結合相手はハッキリしないが，ラミニン，ナイドジェン，パーリカンなどと考えられている．それらがさらに，Ⅳ型コラーゲン，ラミニン-6，ラミニン-7，そしてⅦ型コラーゲンへと結合している．

　疾患との関係では，デスモソームと同じで，皮膚に水泡できる天疱瘡という病気がヘミデスモソームの異常でも生じる．プレクチン，BP230，BP180，ラミニン-5に対する抗体が，自分の体内にできてしまう自己免疫疾患である．

## 細胞-細胞間結合のタイトジャンクション，ギャップジャンクション，化学シナプス結合

　閉鎖結合の代表例として，**タイトジャンクション (tight junction)** が知られている．タイトジャンクションは，上皮組織にしかない細胞-細胞間接着構造である．上皮細胞同士を結合し，水も漏らさぬぴっちりした閉鎖結合 (occluding junction) をつくる．事実，この結合により上皮細胞層から体液は漏れ出てこない．タイトジャンクションを構成する分子の実体は，数年前までほとんどわかっていなかったが，**月田承一郎** (京都大学医学部) の精力的な研究により，現在はかなり解明されている．タイトジャンクションは第7章で詳しく述べる．

　連絡結合の代表例として，**ギャップジャンクション (gap junction)** と**化学シナプス結合 (chemical synaptic junction)** が知られている．ギャップジャンクションは，無機イオンが自由に往来する細胞間結合構造である．魚や昆虫の逃避行動を支配する神経細胞

や，物質代謝が同調しているいろいろな組織の細胞群に存在する．ギャップジャンクションは第7章で詳しく述べる．

化学シナプス結合は，神経細胞に特有の伝達結合で，細胞から細胞へ興奮を伝える結合である．化学シナプス結合を含め神経細胞間の接着の仕組みは，神経系を理解するうえで非常に大切である．接着を担う分子，さらにその特異性の仕組みなどはとても興味深いが，実はまだよくわかっていない．また，「細胞接着」というとき，研究者は化学シナプス結合や神経細胞に特有の結合を研究対象として扱ってきていない．というのは，すでに神経生物学の一分野として扱われているからである．本書では，化学シナプス結合を含め神経細胞間の接着に深入りはしない．第7章で少しだけ解説するにとどめる．

## その他の細胞接着にはどんなものがあるのか？

第1章では「細胞接着」を広く捉え，いくつかの観点から細胞接着を分類し，接着結合と細胞間結合を眺めてきた．これら以外に，細胞接着はないのかと言われれば，以下のような現象も細胞接着と捉えてよいだろう．

### 1 リンパ球の軽い「接着」

免疫系のリンパ球は，血液中から特定の組織へ移動する．その際に，リンパ球は血管内皮細胞の上を転がりながら(rolling)軽く接触し(図1-1D)，その後アドヘレンスジャンクションによる強い細胞接着をする．軽い接触の段階では，今まで述べてきた細胞接着の仕組みとは異なり，**セレクチン**(**selectin**)という細胞接着分子群が関与している．そこでは，糖鎖を介した細胞接着が起こる．セレクチンを主体とした細胞接着の系は，第8章で詳しく述べる．

### 2 単細胞生物の「接合(conjugation)」

単細胞生物同士が「接着」する現象がある．**原生動物**の繊毛虫

（ゾウリムシやテトラヒメナ）の生殖行為といえるもので，雌雄の個体は，まず繊毛同士で触れ合い，OKなら口部装置を中心にしてブチューとくっついてしまう．接合している間，お互いの小核を交換する．小核の交換が終わると，くっついていた2つの個体は離れる．**酵母**にも似て非なる接合がある．これらの接合を担う分子はこの本では扱わない．

### 3 細菌の「接合（conjugation）」

では，もっと小さい生物であるバクテリアやウイルスではどうか．バクテリアやウイルスは細胞と認められていないし，実際には細胞膜がないので，理屈をいえば細胞接着はない．しかし，「同じ生物じゃないか，冷たいことをいうな！」という読者もいるだろう．ということで，似た現象を考えてみよう．一部のバクテリアにはゾウリムシと同じように，バクテリア同士の接合（conjugation）がある．しかし，主題が大きくずれるので，細菌の「接着」もこの本では扱わない．また，ウイルスは細胞に感染する際，宿主細胞の細胞膜に結合する．ウイルスを結合する分子が知られているが，本書では扱わない．

### 4 植物の細胞接着

植物ではどうなっているのだろう．植物細胞は細胞膜の外側にさらに細胞壁があるから細胞接着なんか必要ないように思える．もしあったとしても，その機能も分子的仕組みもかなり異なっていそうである．しかし驚くことに，動物で見られる細胞接着性タンパク質のビトロネクチン（第3章）やインテグリン（第4章）が植物にも発見されている．したがって，細胞接着の生理機能とその仕組みは，動物のそれらと似ているかもしれない．さらには植物には，**連絡結合**の一種である**プラスモデスム（plasmodesm）**が知られている．細胞壁をつき抜けた20〜40nmの管で2つの細胞がつながり，ウイルス粒子などの大きな分子まで通過してしまう．これ以上は，植物も本書で扱わない．

# 2 フィブロネクチンものがたり

- ■ フィブロネクチンは血液中や結合組織中の細胞接着性タンパク質である
- ■ フィブロネクチンは，インテグリン，ゼラチン，ヘパリン，フィブリンなどに結合する
- ■ フィブロネクチンの細胞接着活性部位はRGD（Arg-Gly-Asp）である
- ■ RGD以外にもいくつかの細胞接着部位がある

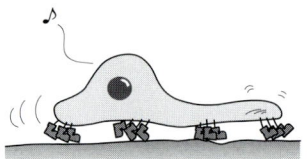

## 創造性のトライアングル

　　　　　　　大学院生の頃，「どういう研究成果をあげれば学術論文になるのか？」と，教授におそるおそる質問したことがある．教授は，「新しいことを見つければいいのだ」と答えてくれた．しかし，「新しいこと」といわれてもわからなかった．どんな「新しいこと」が重要なのだろうか？

　　その後，私なりに考え，次の答えに到達した．**バイオ研究では「方法」，「物質」，「哲学」の3つのうちのどれかが新しくなければならない…［ハヤシの第1法則］**（図2-1）．まず第1に，新しい「方法」の開発，たとえば細胞培養法やモノクローナル抗体作製法は新しい研究領域を提供してきた．第2に，新しい「物質」の発見，たとえば新しい酵素や生理活性分子の発見も，生命科学研究に重要

**図 2-1 創造性のトライアングル**

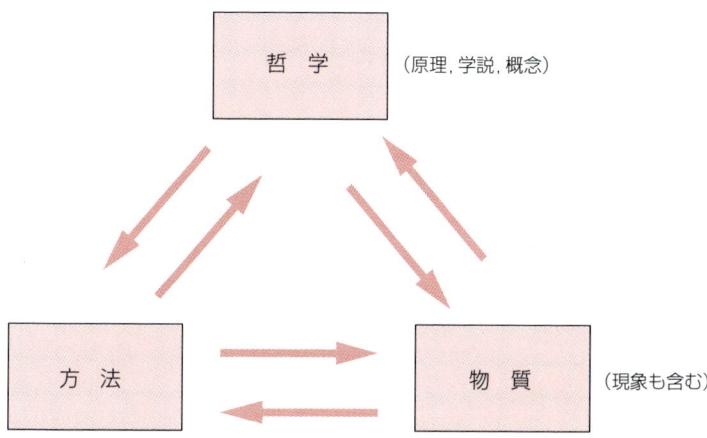

なインパクトを与えてきた．新しい「物質」の発見には，生物の新種発見や新しい生命現象の発見も含めよう．ただし，重要な生物種の発見，重要な生命現象の発見は現代では期待できない．もう終わったと考えたほうがいい．第3に，新しい「哲学」の提唱，たとえば新しい原理，学説，概念の提唱が大切であることはいうまでもないだろう．

　あなたの研究も，上記3つのうちのどれかが新しくないと**創造的研究**にはならない．学部生・大学院生には，解明された知識を受身的に覚えることを研究と勘違いしている人がいる．それらは創造的研究ではありません．10年以上前の学説に基づいて，10年以上前から知られている方法だけを使って，10年以上も研究されている物質や現象をいじって，独創的研究になることは望めない．

　といっても「方法」，「物質」，「哲学」の3つとも新しくある必要はない．この3つのうち1つに新しい面があればよい．3つのうちの1つに固執して「石の上にも10年」はがんばってみる．

　3つの要素は，互いに他に影響する．たとえば，新しい「方法」の開発が新しい「物質」の発見につながる．新しい「物質」が新しい「哲学」を生み出す．このように，研究は3つの要素をスパイラル状に上昇し発展していく．逆にいうと，新しい「方法」が開発で

きたら，新しい「物質」を発見する方向で研究計画を立てる．あるいは，新しい「物質」を発見するために，新しい「方法」を開発する．つまり，「方法」，「物質」，「哲学」の3つが生命科学の創造性のトライアングルで，研究は，これらのコンビネーションを保ちながら創造性を保つのがポイントである．

　「方法」，「物質」，「哲学」のどれかに新しいことが必要であるといったが，ここに「**重要性**」という価値観を加えるとずっとよい．価値観は何で決まるかというと，純粋学問的にはこの「方法」，「物質」，「哲学」のトライアングルをスパイラル状にどこまでもち上げたかということであり，実用的にはどれだけ人間社会の役に立ったかということである．

　科学技術が人間社会の役に立つというとき，日本では，企業を中心とした「**経済発展**」とみなされがちである．しかし，欧米では，個々人の「**健康**」は大きな目標であり，国家レベルの「**安全保障**」に役立つことも大きな目標である．こう書いても，目標が抽象的，複雑，あるいはマクロ過ぎてピンとこないかもしれない．**役に立つ科学技術というのは，人間の手で「方法」や「物質」をとことん制御，合成できることである…［ハヤシの第2法則］**．ここでの価値観は，「簡単」「正確」「安価」「安全」「自動化」「多量化」「省力化」「高速化」である．これらを指標に研究開発をすればよい．といっても，価値観は時代とともに変化するから，いつまでも古い価値観にしがみついていてはいけない．たとえば，**現代では，「環境にやさしい」「生命倫理に配慮のある」バイオ研究が求められる…［ハヤシの第3法則］**．めったにないことだけど，当初はあなただけしか研究テーマの重要性がわからないというケースもある．

## 細胞性フィブロネクチン発見のドラマ

### 1 レッツタンパク質は"新しい方法"の導入によって見つかった！

　レッツタンパク質（LETS protein）の発見は，創造性のトライア

ングルのよい例である．細胞は癌ウイルスや化学発癌剤で**癌化（トランスフォーム，transform）**し，異常な増殖性を獲得する．その仕組みは今でも完全にはわかっておらず，さまざまな角度から研究されている．その１つの切り口が**細胞表面**である．つまり，細胞表面が"癌"になることで細胞が癌細胞として振る舞う，という考えである．

1970年頃，細胞の癌化に伴い細胞表面が変化する例がいくつか知られていた．たとえば，細胞表面の抗原性が変わる．細胞のレクチン反応性が変わる．癌細胞はプロテアーゼを細胞外に分泌していて，プロテアーゼの作用を受けるのは細胞表面である．これらはどれも，細胞表面が癌細胞として振る舞う際に重要であることを暗示していた．

1972年，フィリップス（D. R. Phillips）が**ラクトペルオキシダーゼ**による**細胞表面標識法（cell surface labeling）**を開発した．この方法はグルコース，グルコース酸化酵素，ラクトペルオキシダーゼ，[$^{125}$I]-NaIの混合液で細胞を数分間処理するというものである．グルコースにグルコース酸化酵素を作用させると過酸化水素が発生する．この過酸化水素を利用して，ラクトペルオキシダーゼの作用で細胞表面タンパク質を放射性同位元素$^{125}$Iでヨウ素化する，というのがその仕組みである．この方法のミソは反応系に酵素を使っている点である．酵素は高分子なので，生きている細胞の中に短時間では入らない．したがって，細胞外にあるタンパク質，つまり細胞表面膜タンパク質しかヨウ素化されない．

1973年，イギリス王立癌研究所にいた**ハインズ**（R. O. Hynes, 図2-2, 現・アメリカ・マサチューセッツ工科大学）はこの方法を，ハムスターの継代培養細胞であるNIL8細胞（正常細胞）とHSV-NIL8細胞（癌細胞）に適用した（図2-3）．HSV-NIL8細胞は，NIL8細胞をハムスター肉腫ウイルス（hamster sarcoma virus：HSV）で癌化した細胞である．細胞表面標識した両細胞をSDS電気泳動し，ヨウ素標識されたタンパク質をオートラジオグラフィーで調べた．すると，驚くことに，HSV-NIL8細胞には分子量230kDの巨大なタンパク質が欠損していたのである．細胞表面標識法を用いてい

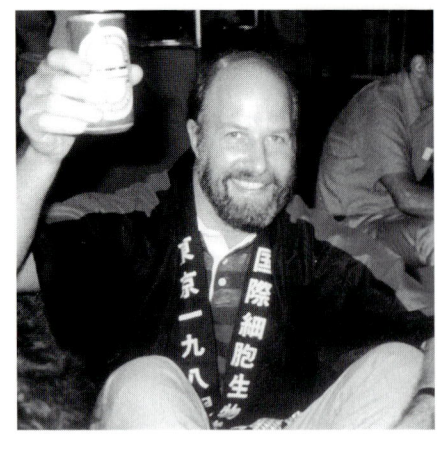

図2-2　リチャード・ハインズ氏

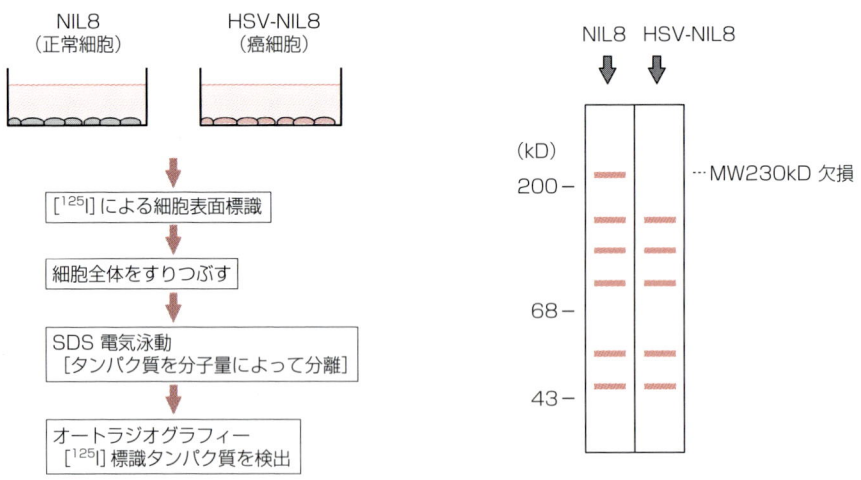

図2-3　癌細胞表面にレッツタンパク質が欠失していることの発見

るので，このタンパク質は細胞外のタンパク質である．そこで，ハインズはこのタンパク質を large external transformation sensitive protein（巨大で，細胞外にある，癌化感受性のタンパク質）と命名した．通称その頭文字をとって，**LETS protein**（レッツタンパク質）と呼ぶ．なお，このレッツタンパク質は，後にフィブロネクチ

ン (fibronectin) という名称に統一される．

なお，分子量230kDの**kD**（ケーディーと読む）は，kilo Dalton（キロダルトンと読む）という分子量の単位の略で，230kDは分子量23万という意味である．正確には分子量は相対質量なのでダルトンを単位としてはいけないが，実際はこの略称をよく使う．タンパク質の分子量を××kDと書くが，単に××**K**とも××**KD**と書くこともある．

このレッタタンパク質の発見例は，新しい「方法」が新しい「物質」の発見へと導いた"創造性のトライアングル"のよい例である．その後の研究の流れを見ると，この「物質」が「細胞接着分子」の研究分野を切り開き，さらに細胞表面が細胞機能に重要な役割を担うという「哲学」を創造した．

**2** ガラクトプロテインa発見の決め手も新しい実験法の開発だった！

ハインズがレッタタンパク質を発見した同じ年に，全く独立に，アメリカ・ワシントン大学の**箱守仙一郎**（図2-4）も同じタンパク質を発見した．そのアプローチはハインズのアプローチとよく似ている．箱守は1952年東北大学医学部卒の日系一世で，永年にわたりアメリカで研究を続けている著名な糖質研究者である．

1973年，彼はガラクトースオキシダーゼという酵素を用いて，

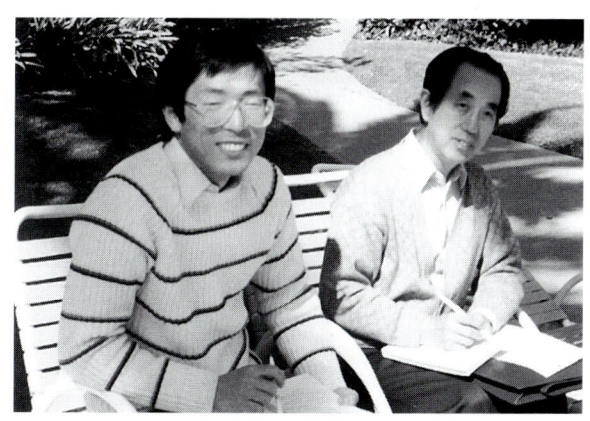

図2-4　関口清俊氏（左）と箱守仙一郎氏（右）

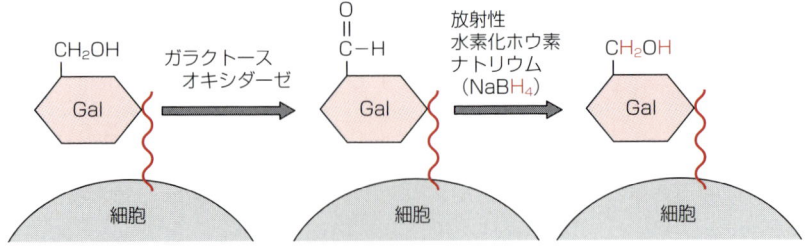

**図2-5 ガラクトースを対象にした細胞表面標識法**
ガラクトースオキシダーゼで細胞表面の糖タンパク質の糖（ここではガラクトース）を酸化する．次いで，$NaBH_4$で還元するが，水素に放射性の水素（トリチウム，赤色）を用いることで，細胞表面の糖タンパク質が標識される

　細胞表面のガラクトース（galactose）に放射能を取り込ませる**細胞表面標識法**を開発した（図2-5）．この方法をハムスターの正常細胞NILとそれをポリオーマウイルスで癌化した細胞NILpyに適用し，癌化に伴い著しく減少する細胞表面の巨大な糖タンパク質を発見した．彼の方法はガラクトースを標識するので，この糖タンパク質はガラクトースを含む糖タンパク質である．SDS電気泳動での泳動位置をabc順に記号を付けると，この糖タンパク質はaの位置にあった．これらのことからこのタンパク質を**ガラクトプロテインa**（**galactoprotein a**）と命名した．
　ハインズや箱守が新しいタンパク質であるレッツタンパク質やガラクトプロテインaを発見したあとに，実はあとになって同じタンパク質だということがわかるタンパク質が，いろいろな研究室でたくさん発見され，別の名前がつけられた．たとえば，細胞表面タンパク質（cell surface protein：CSP），線維芽細胞表面抗原（fibroblast surface antigen：FSA），Z-プロテイン，L1バンドタンパク質，バンドIタンパク質などである．これらは，同じタンパク質であることが判明し，1978年に統一的に**フィブロネクチン**と命名された．
　このように現代の生命科学では，重要な物質はほぼ同時期に世界のあちこちで発見されることがよくある．**共通の知識，技術，哲**

学があれば洋の東西を問わず同じ研究成果が得られるのである…［ハヤシの第4法則］．したがって，研究者としてその名を留めるには，発見という単発の行為ではなく，毎年論文を書き，総説を書き，国際会議で発表するなど，最初の発見を発展させる積み重ねが大切になる．

# 血漿フィブロネクチン発見のドラマ

### 1 寒冷不溶性グロブリンの発見

古くから，血液は生命にとって大切なものと考えられていた．血友病は血が固まらない病気として有名だが，逆に血管の中を流れる血が勝手に固まってしまっても大変である．そういう症状が実際にあり，**血栓症**，**塞栓症**，**播種性血管内凝固症**と呼ばれている．となると，その原因となる因子が血液中にあると考えても不思議はない．

1948年，アメリカのモリソン(P. R. Morrison)は，血が固まりやすくなる血液中の因子を研究し，ヒト血液中に低温(4℃)で沈殿し，高温(37℃)で溶けるタンパク質を発見した．その特徴から，**寒冷不溶性グロブリン**(cold insoluble globulin：**CIg**，シーアイジーと読む)と命名した．しかし，寒冷不溶性グロブリンの生物学的機能がわからず，その後の22年間，研究は発展しなかった．**バイオ研究者は，生物学的機能が不明な分子に興味をもたないのである**…［ハヤシの第5法則］．

1970年，アメリカのモセソン(M. W. Mosseson)とアンフリート(R. A. Umfleet)が，寒冷不溶性グロブリンを精製し，物理化学的性状を調べた．血漿中濃度も0.33mg/m$l$と測定し，抗体もつくった．しかし，このタンパク質が特定の血液凝固異常に関係するという知見は得られなかった．依然として，生物学的機能がわからず，寒冷不溶性グロブリンは研究者の関心を呼ばなかった．

1975年，ところが驚くことに，フィンランド出身の**ルースラテ**

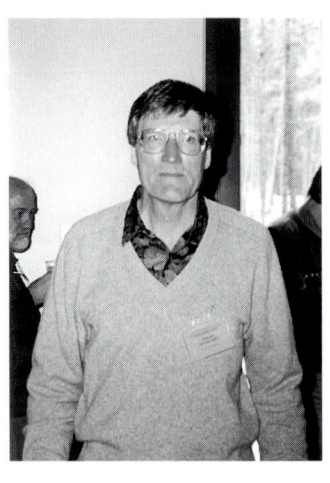

図2-6　エルキ・ルースラティ氏

ィ（E. Ruoslahti，図2-6）とベヘーリ（A. Vaheri）は，細胞表面のフィブロネクチンに対する抗体が寒冷不溶性グロブリンと反応することを発見した．この発見は，「寒冷不溶性グロブリンは細胞の癌化に関与するフィブロネクチンと同じタンパク質である」ことを示している．ということで，寒冷不溶性グロブリンの生物学的機能が「癌」と関係していると考えられ，研究は大きく脚光を浴び，大きな流れの中に巻き込まれていった．

## 2 動物細胞培養法からの展開

1940年代に確立した**動物細胞培養法**からの研究も少し述べておきたい．動物細胞培養の培地は，アミノ酸，糖，pH緩衝剤，無機塩類などの合成培地に，今でも10％程度の動物血清（**ウシ胎仔血清を多用**）を添加することが多い．動物血清の役割は，細胞増殖因子や高分子の供給，pH緩衝作用，細胞傷害因子の中和などいくつか指摘されているが，**細胞接着因子**の供給もその役割の1つである．

動物細胞培養に用いる動物血清は，高価である，供給量に限界がある，同じ製品を二度入手できない，成分未知では研究に問題が生じる，製品管理がしにくい，などの問題点がある．それで，ア

メリカのゴードン・サトー(G. Sato)を中心に1970年代から，動物血清中の必要な成分を分析し，動物血清の代わりにそれらを添加して細胞培養する**無血清培養**の研究が盛んになった．

それでは，動物血清中の細胞接着因子の実体はどんな分子だろうか？ 1970年代，動物血清を出発材料に細胞接着を担う分子を精製し特定する研究がなされた．しかし，分子を特定し終わる前に動物血清から精製されたフィブロネクチンが細胞接着活性をもつと報告され，その実体はフィブロネクチンだろうと，何となくケリがついた格好になった．しかし実際は，この分子は**ビトロネクチン**(第3章参照)であることが後にわかってくる．

# フィブロネクチン分子の一般的性状を探る

### 1 フィブロネクチンの分類と精製

細胞表面や細胞培養液中に分泌されるレスタンパク質，ガラクトプロテインaなどのフィブロネクチンを**細胞性フィブロネクチン**(**cellular fibronectin**，cFN，cFn)と呼ぶ．一方，血漿・血清中の寒冷不溶性グロブリンなどのフィブロネクチンを**血漿フィブロネクチン**(**plasma fibronectin**，pFN，pFn)と呼ぶ．構造と機能に関して，細胞性フィブロネクチンと血漿フィブロネクチンに大きな差はない．しかし，精製のしやすさや精製の経費の安さでは，血漿フィブロネクチンのほうが圧倒的に有利である．

血漿フィブロネクチンは**ゼラチン**(**gelatin**)に特異的に結合し，その結合は4M尿素で外れる．この性質は，血漿中のタンパク質ではフィブロネクチンに特有の性質である．その性質に基づいて，多くの研究室で，一日数10mgの血漿フィブロネクチンがゼラチン親和性カラムで容易に精製できる．必要なら，研究試薬として購入することもできる．

構造と機能に関して，血漿フィブロネクチンは細胞性フィブロネクチンとほとんど差がないので，フィブロネクチンの研究の多く

は，細胞性フィブロネクチンではなく血漿フィブロネクチンを用いて行われている．

## 2 フィブロネクチンはどこにある？

どんな生理活性物質でも，その場になくては機能することはできない．フィブロネクチンはいったいどこに存在するのだろうか？

まず，体液中での分布を見てみよう．どれもヒトのデータだが，血漿に約 0.3mg/ml，血清になると約 0.2mg/ml．ただし，細胞培養に用いるウシ胎仔血清では約 0.03mg/ml と成ウシ血清の 1/10 の濃度である．これら血液中のフィブロネクチンは，肝臓中の肝細胞で合成されたものである．精液には血漿の数倍の高濃度で存在し，羊水には約 80 $\mu$g/ml の濃度で存在する．健常人の関節の滑液には約 150 $\mu$g/ml あり，これは滑細胞と好中球で合成されるが，慢性関節リウマチになるとその倍の濃度になる．その他の体液にもわずかに含まれている．たとえば，尿，乳，唾液，眼の水様体，脳脊髄液などにはどれも数 $\mu$g/ml の低濃度であるが存在する．つまり，調べたすべての体液中にフィブロネクチンが存在していたことになる．

器官レベルでは，腎，脳，筋肉，軟骨などすべての器官にフィブロネクチンはある．しかし，組織レベルでは，存在する部位は特異的で結合組織や基底膜である．つまり，フィブロネクチンは細胞の外，すなわち体液や細胞外マトリックスに存在していることになる．

培養細胞ではどうであろうか？　フィブロネクチンを合成する代表的な細胞は，**線維芽細胞**（**fibroblast**）である．線維芽細胞は生体内で結合組織に存在する細胞だから，線維芽細胞がフィブロネクチンを合成するのは生体内の結果と合致する．フィブロネクチンは線維芽細胞で合成され，細胞外の培養液中に分泌後，細胞表面に網目状の不溶性マトリックスを形成する．未分化軟骨細胞，筋細胞，血小板，好中球，マクロファージ，シュワン細胞，ケラチノサイトなど，ほとんどすべての細胞がフィブロネクチンを合成し分泌する．上皮細胞は当初フィブロネクチンを合成しないと考

えられていたが，よく調べると少量は合成している．なお，神経細胞，神経堤細胞など，フィブロネクチンを合成しない細胞も知られている．

生物種レベルではどうであろうか？　哺乳類と鳥類には存在する．両生類，魚類，爬虫類などにも存在するといってよいだろう．無脊椎動物のウニ（卵），海綿，ショウジョウバエ（体液）などにもフィブロネクチンが存在すると報告されているが，検出法に問題があって存在は疑われている．原生動物，植物，原核生物にはフィブロネクチンは存在しない．

### 3 フィブロネクチンはたくさんのリガンドと結合する

フィブロネクチンは多機能タンパク質といわれ，表2-1に示すようにいろいろな生理機能を示す．しかし，この生理機能を作用メカニズムの立場から分類すると，2つに整理できる．

1つは細胞に対する作用で，その最も単純なのが**細胞接着・伸展**である．つまり，細胞を細胞外マトリックスに接着し伸展させる作用である．細胞が細胞外マトリックスに接着・伸展することにより，**細胞移動**の促進が起こる．さらに，伸展するという形態変化により，細胞分化や細胞増殖が調節されると考えられる．細胞接着・伸展については次節で詳しく述べる．

もう1つは，細胞外マトリックス分子への結合である．フィブロネクチンは細胞外マトリックスの線維状高分子（コラーゲン，フィブリン，グリコサミノグリカンなど）に結合する．このことで細胞を構造体に保持し，さらに血液凝固調節，発生における組織構築，組織維持，創傷治癒などの生理機能が発揮される．

表2-1　フィブロネクチンの生理機能

| | |
|---|---|
| ①細胞の基質への接着・伸展 | ⑥細胞増殖の促進 |
| ②細胞移動の促進 | ⑦細胞社会性の促進 |
| ③細胞形態の調節 | ⑧細胞骨格の配向促進 |
| ④食作用の促進 | ⑨血液凝固の調節 |
| ⑤細胞分化の調節 | ⑩組織修復，創傷治癒 |

**表2-2 フィブロネクチン結合分子**

| 分類 | 結合分子（リガンド） |
|---|---|
| 細胞表面 | インテグリン |
| 細胞外マトリックス | コラーゲン/ゼラチン<br>グリコサミノグリカン<br>フィブリン/フィブリノーゲン<br>トロンボスポンジン |
| その他 | 補体C1q<br>黄色ブドウ球菌 |

　フィブロネクチンは，いろいろな細胞外マトリックス分子と結合する（表2-2）．結合する分子をリガンドと呼ぶ．ここで**リガンド（ligand）**という用語を説明しておこう．リガンドとは，一般的に，タンパク質に結合する酵素基質，補酵素，調節因子などを指す．したがって低分子やイオンが中心だが，高分子物質でもリガンドと呼ばれる．

　第1のグループの結合分子（リガンド）は細胞表面のレセプター分子で，**インテグリン**（第4章で詳述する）が著名である．第2のグループは細胞外マトリックス分子で，コラーゲン（ゼラチンはその変成物），グリコサミノグリカン（ヘパリンが代表的に使用される），フィブリンなどで，どれも巨大分子である．第3のグループは補体C1qなどいろいろあるが，重要度が低いので，表には2点だけ挙げるにとどめる（表2-2）．

### 4 フィブロネクチンのドメイン構造解析

　フィブロネクチンは単量体の分子量が約230kDと巨大である．この巨大分子が表2-2のリガンド分子群とどのように相互作用するのだろうか？

　タンパク質分子の機能発現には，高次構造が大切で，分子全体がまとまって機能すると考えられている．その概念からは思いも寄らないが，フィブロネクチンをプロテアーゼで断片化した**フィブロネクチン断片**でも特定のリガンドに結合する．つまり，フィブ

**図2-7 フィブロネクチンのドメイン構造とモジュール構造**

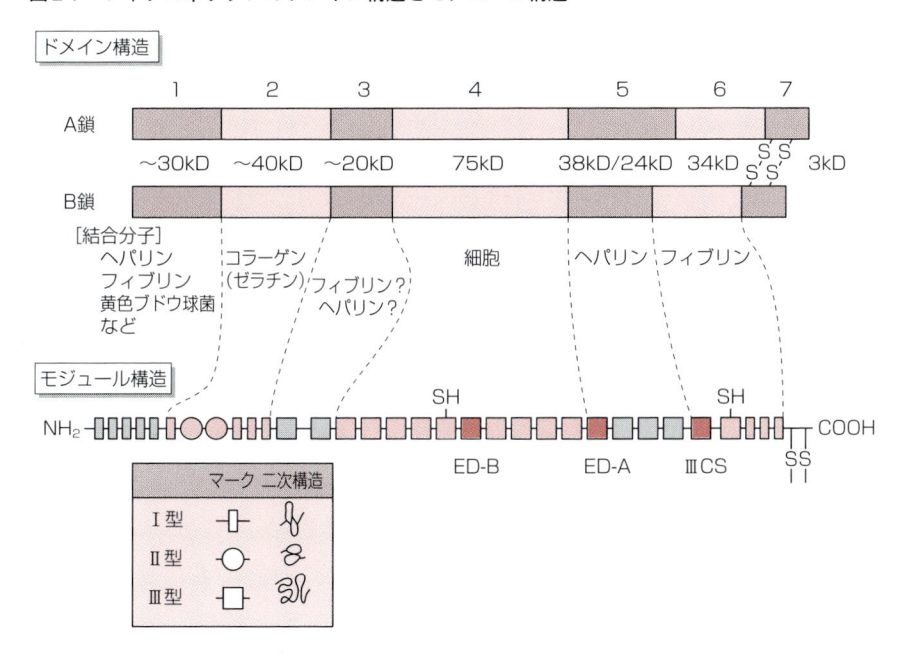

[ドメイン構造]

A鎖: 1 (~30kD) | 2 (~40kD) | 3 (~20kD) | 4 (75kD) | 5 (38kD/24kD) | 6 (34kD) | S'S' | 7 (3kD)

B鎖

[結合分子]
- ヘパリン, フィブリン, 黄色ブドウ球菌 など
- コラーゲン (ゼラチン)
- フィブリン？ヘパリン？
- 細胞
- ヘパリン
- フィブリン

[モジュール構造]

NH₂ — ... — SH (ED-B) — ... — SH (ED-A) — ... — ⅢCS — SS — COOH

マーク／二次構造
- Ⅰ型
- Ⅱ型
- Ⅲ型

---

ロネクチンのリガンド結合部位はフィブロネクチンの一部分に保持されているのだ．そして，フィブロネクチン分子の全長に渡ってリガンド結合部位が散在していることがわかってきた．活性部位（そして構造的な特徴）が，ある大きさの塊，つまりドメイン（domain）に散在する構造をフィブロネクチンの**ドメイン構造**と呼ぶ．

筆者は，1980～'82年，アメリカのNIH・国立癌研究所・分子生物学研究部でこのドメイン構造の解明に熱中していた．そしてついに，リガンド結合部位の最終的配置を解き明かしたのである（図2-7）．1982年正月，35歳の誕生日のことだった．2カ月後，筑波大学生物科学系に帰国した筆者は，この成果によって，1982年夏，アメリカ・ニューハンプシャーで開催された第1回フィブロネクチン・**ゴードン会議**に日本から招待され，講演した（これが数少ない自慢の1つ）．もっとも，フィブロネクチンのドメイン構造は筆者

一人の研究成果ではない．当時，数10人の研究者の数百編に及ぶ研究論文が積み重なって解明されたのである．多くの研究者が過酷な研究レースを展開していた．当時，アメリカのワシントン大学（シアトル）にいた**関口清俊**（現・大阪大学蛋白質研究所，図2-4）もこの分野で大きな貢献をしている．

　フィブロネクチンのドメイン構造はどのように解析されたのか？ジグソーパズルのようにピース（フィブロネクチン断片）の特徴をつかみ，正しいと思える全体像（ドメイン構造）にはめ込んでいったのである．その一部を紹介しよう．

　フィブロネクチン分子全体のN末端アミノ酸は**ピログルタミン**（pGlu）であった．ピログルタミンは構造上，タンパク質のN末端にしかないアミノ酸である．図2-8に示すように，フィブロネクチンをタンパク質分解酵素のカテプシンDで切断後，ゼラチン親和性カラムに通し，72kDの**ゼラチン結合断片**を得た．このゼラチン結合断片のN末端アミノ酸はピログルタミンだった．したがって，この72kDはフィブロネクチン分子全体のN末端にあったと考える．

　この72kDゼラチン結合断片を，さらに別のタンパク質分解酵素トロンビンで切断し，もう一度ゼラチン親和性カラムに通す．すると，ゼラチンに結合した43kD断片とゼラチンに結合しなかった29kD断片が得られた．それぞれのN末端アミノ酸を調べると，ゼラチンに結合した43kD断片のN末端アミノ酸はアラニンでピログルタミンではなかった．一方，ゼラチンに結合しなかった29kD断片のN末端アミノ酸はピログルタミンであった．したがって，フィブロネクチン分子のN末端側にゼラチンに結合しない29kDのドメインがあり，次いでゼラチンに結合する43kDのドメインがあることがわかる．なお，ゼラチンに結合しなかった29kD断片は，別の実験でフィブリンとヘパリンに結合することがわかった．

　このような解析をフィブロネクチン分子の全長にわたって行った結果，N末端側からC末端側までのすべてのドメイン構造が解明されたのである．

　まず，N末端側に**フィブリンやヘパリンに結合する29kDのドメイン**がある．次いで，**コラーゲン**（およびゼラチン）に結合する

**図 2-8　フィブロネクチンのN末端側ドメインの解析例**

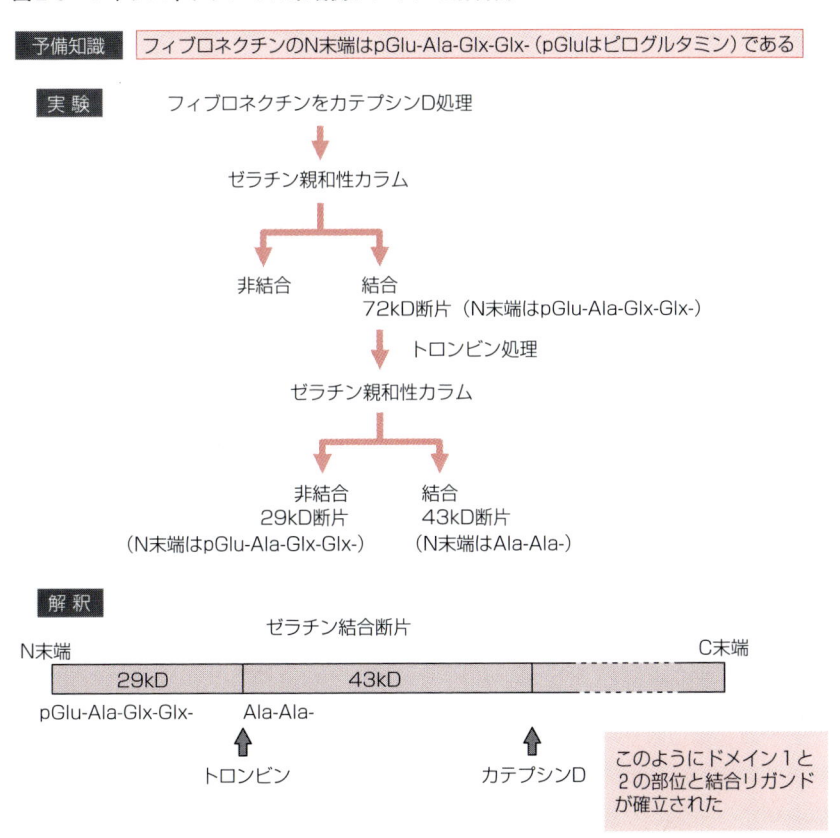

予備知識　フィブロネクチンのN末端はpGlu-Ala-Glx-Glx-（pGluはピログルタミン）である

実験
フィブロネクチンをカテプシンD処理
↓
ゼラチン親和性カラム
↓
非結合　　結合
　　　　　72kD断片（N末端はpGlu-Ala-Glx-Glx-）
　　　　　↓
　　　　　トロンビン処理
　　　　　↓
　　　　　ゼラチン親和性カラム
　　　　　↓
非結合　　　　　　　　　結合
29kD断片　　　　　　　43kD断片
（N末端はpGlu-Ala-Glx-Glx-）　（N末端はAla-Ala-）

解釈

　　　　　　　　ゼラチン結合断片
N末端　　　　　　　　　　　　　　　　　　　　C末端
| 29kD | 43kD | |
pGlu-Ala-Glx-Glx-　Ala-Ala-
　　　　↑　　　　　　　↑
　　トロンビン　　　カテプシンD

このようにドメイン1と2の部位と結合リガンドが確立された

　43kDのドメイン，フィブリンとヘパリンに条件によって結合する約20kDのドメイン，細胞に結合する約75kDのドメイン，さらに，ヘパリンに結合する約38kDまたは24kDのドメイン，そしてフィブリンに結合する約34kDのドメイン，最後にA鎖とB鎖をS-S結合で結ぶC末端の約3kDのドメインとなる（図2-7）．
　このように，いろいろな細胞外マトリックス分子と結合する部位が分子全体に分布していることで，フィブロネクチンは細胞をいろいろな細胞外マトリックスに結合しているのである．コラーゲンにも，ヘパリンにも，フィブリンにも接着する"万能糊"にな

るのである．

　フィブロネクチンA鎖とB鎖のドメイン構造は，リガンド結合機能でみると全く同じだが，構造上一部異なる．C末端側のヘパリン結合ドメインとフィブリン結合ドメインの連結部が，A鎖とB鎖で異なる（図2-7）．B鎖ではこの部分が欠損しているため，ヘパリン結合ドメインとフィブリン結合ドメインの間がトリプシンで切断できない．この構造上の差にどんな生物学的意義があるのだろうか？　生体内の**血漿フィブロネクチン**ではABヘテロ二量体しか見つかっておらず，AAやBBのホモ二量体は存在しない．ABヘテロ二量体が形成されるにはA鎖とB鎖の違いが認識されなくてはならない．そのために，A鎖とB鎖が一部ちょっと変わっていて，そこを認識してヘテロ二量体形成をしているのだろう．

　**細胞性フィブロネクチン**は血漿フィブロネクチンと違って，二量体ではなく，多量体を形成し，培養細胞表面や組織中に沈着する．その多量体形成には細胞側の関与が必要であるが，細胞性フィブロネクチン分子自身の特性も寄与しているに違いない．

## 5 フィブロネクチンの一次構造と遺伝子構造

　フィブロネクチンの一次構造は1980年代前半，タンパク質化学的手法で研究されはじめた．フィブロネクチンは巨大なタンパク質であり，2,000残基以上のアミノ酸を1つ1つ決定していくのは大変なことである．しかしデンマークの研究グループがあえてこれに挑戦した．そして5年間の歳月を費やした結果，ついに1986年にウシのフィブロネクチンの一次構造を決定したのである．一方，1980年代に活発になりはじめた**組換えDNA**手法によって，同じ頃，別の研究グループがフィブロネクチンの一次構造を決定している．組換えDNA手法は早い！

　フィブロネクチンの一次構造をよくみると（実際はコンピュータにかけるだけ），3種類のよく似たユニットに区分けされることがわかる．このユニットは**モジュール**（**module**）と呼ばれ，**フィブロネクチンのⅠ，Ⅱ，Ⅲ型構造**の3種類に分けられた（図2-7）．図2-7の下方に二次構造の模型を示したが，各型の特徴を挙げると次

のようになる．I型は約45アミノ酸残基から成り，2つのS-S結合を含む．II型は約60アミノ酸残基から成る．III型は約90アミノ酸残基から成り，S-S結合はない．フィブロネクチンは図2-7に示すように，12個のI型モジュール，2個のII型モジュール，18個のIII型モジュールで構成されている．数個のモジュールが集まって，上位機能である1つのドメインを形成する．

　遺伝子レベルでも見てみよう．フィブロネクチンの遺伝子は50～70kbととても大きい．約50個の**エクソン**（**exon**）から成り，エクソン部分を足すと8kbもある．**イントロン**（**intron**）のサイズはバラバラなのに，エクソンのサイズは最初（275塩基）と最後（794塩基）を除くと，147±37塩基と驚くほど均一の大きさである．そうなのだ．エクソンは各モジュールに対応しているのだ．エクソン1個がI型とII型モジュールそれぞれ1個に対応し，エクソン2個でIII型モジュール1個に対応しているのである．

　これらは何を意味しているのか？　フィブロネクチンが歴史的にどのように出現してきたかを推察できる．原始フィブロネクチンの遺伝子は，III型モジュールのDNAが複製したあと縦につながったに違いない．そのDNA鎖に，同じように複製後重複したI型モジュールやII型モジュールのDNAが挿入あるいは添加された．そして，長い年月の間，塩基配列にランダムな変異が起こり現在のフィブロネクチン遺伝子がつくられた，と推察できるのである．

　整理してみると，遺伝子の1ユニットであるエクソンがタンパク質の一次構造と二次構造レベルのモジュールに対応し，モジュールが集まって機能ドメインに対応し，機能ドメインが集まってフィブロネクチン分子の単量体となる．さらには，フィブロネクチン単量体が集まって二量体（血漿フィブロネクチン）や多量体（細胞性フィブロネクチン）の分子を形成する．さらにフィブロネクチン分子が，他の細胞外マトリックス分子と会合し，高次の組織構造を形成していく．フィブロネクチン分子の構造と機能を解析していくと，遺伝子レベルからタンパク質レベル，そして組織レベルにまで及ぶ階層構造の見事さに驚かされる．

　なお，フィブロネクチン生合成の際，フィブロネクチンに糖鎖

が結合したり，リン酸化や硫酸化されることも，フィブロネクチンの構造的知見としては大切である．もっとも，糖鎖の機能はフィブロネクチンをプロテアーゼから守ることであって，分子認識や細胞認識には関与していない．また，リン酸化や硫酸化の生理機能はまだ不明である．

## 6 フィブロネクチンの選択的スプライシング

　フィブロネクチンのmRNAを調べている時，構造の一部が欠失している何種類ものmRNAが見つかってきた．ゲノムの中にフィブロネクチン遺伝子は1個しかないので，1種類のDNA塩基配列から何種類ものmRNAがどうしてできるのだろうか？　答えは，転写の際のスプライシングで塩基配列が一部欠失したものが生じたことになる．この現象を**選択的スプライシング**（alternative splicing）と呼ぶ．

　なお，**スプライシング**（splicing）というのは，日本語では"切り継ぐ"という意味で，**ゲノムDNA**の塩基配列がいったん未成熟なmRNAに読みとられた後，イントロン部分を"切り"はずし，エクソン部分を"継ぐ"過程をさす．結果として，成熟したmRNAができる．

　フィブロネクチンでは，図2-7のモジュール構造で赤く塗った3つのⅢ型モジュール**ED-A**，**ED-B**，**ⅢCS**の3カ所で選択的スプライシングが起こることが知られている．ED-A，ED-Bはextradomain-AやBの略で，イーディーエーとかイーディービーと読む．ⅢCSはtypeⅢ connecting segmentの略で，スリーシーエスと読む．ED-AとED-Bは，それぞれⅢ型モジュール1個全部が発現されるかされないかの2変異である．ところが，ⅢCSでは，表2-3に示すようにⅢ型モジュールの一部が発現するというスプライシングが起こる．ラットではⅢCSでの変異は3種類，ヒトでは5種類起こる．そこで，計算上，ヒト・フィブロネクチンのポリペプチドは2×2×5＝20種類の変異が起こりうる計算になる．

　選択的スプライシングは，**細胞性フィブロネクチン**と**血漿フィブロネクチン**の構造的違い，さらにフィブロネクチンポリペプチド

表2-3 フィブロネクチンⅢCS領域の選択的スプライシング

| 発現領域<br>（アミノ酸数） | 動物種での発現 | | 細胞接着領域の存否 | |
|---|---|---|---|---|
| | ラット | ヒト | CS1 | CS5 |
| 120 | + | + | + | + |
| 95 | + | + | − | + |
| 89 | − | + | + | − |
| 64 | − | + | − | − |
|  | + | + | − | − |

CS1はⅢCSの左端部分，CS5はⅢCSの右端部分

A鎖・B鎖の構造的違いをよく説明できる．まず，血漿フィブロネクチンでは，ED-AとED-Bの両方が欠失している点が細胞性フィブロネクチンと大きく異なる．また，図2-7に示したように，血漿フィブロネクチンのA鎖とB鎖ではドメイン5と6の間が異なっている．これは，A鎖はⅢCSを完全または部分的に発現するが，B鎖は完全に欠失していることが原因である．細胞性フィブロネクチンは，血漿フィブロネクチンにみられるようなA鎖B鎖の区別はなく，構成している単量体が全部同じなのか，ヘテロなのかハッキリしない．mRNAレベルでは，ED-AとED-Bに関して，その両方またはどちらか一方のみを発現し，ⅢCSに関して，一部分または全部を発現している．このことから推定すると，細胞性フィブロネクチンはヘテロ多量体だろうと思われる．

　ⅢCSには，55頁に述べるように，ⅢCSの一部分であるCS1とCS5に細胞接着活性がある．選択的スプライシングではCS1とCS5が発現される場合と発現されない場合がある（表2-3）．選択的スプライシングは，細胞の種類，発生の時期，生理的条件によって決まっている．したがって，選択的スプライシングによって，フィブロネクチンの細胞接着機能が調節されているのかもしれない．たとえば，関口清俊はED-Aがあるフィブロネクチンのほうがないフィブロネクチンに比べ，細胞接着，細胞移動，細胞増殖の能力が高いことを見つけている．ただ，フィブロネクチン一般でいえば，選択的スプライシングがどんな生命機能をどう調節しているのか十分つかめていない．

## 7 細胞表面でのフィブロネクチンの線維形成

　組織中のフィブロネクチンをフィブロネクチン抗体で染めてみるとすぐわかるのだが，生体組織中ではフィブロネクチンは会合し線維状になっている．その線維に細胞外マトリックス分子のコラーゲンやグリコサミノグリカンが会合している．ではどうやって，そのようなフィブロネクチン会合体ができるのか？

　線維芽細胞を単層で数日間培養すると，フィブロネクチンは細胞と細胞の境界部分の上部に多数会合して線維状になる（図2-9）．この会合体の形が一定ではないため，タンパク質の単なる不溶性沈殿と思われていた．しかしどうやら，この会合体も特異的な会合体形成機構があり，形成過程に細胞自身も関与しているらしい．

　なお，先に「細胞性フィブロネクチン発見のドラマ」のところで，**癌化**に伴い細胞表面のフィブロネクチンが消失することを生化学的に示した．図2-9ではそのことを形態学的にも示しておこう．左側の図では黒く抜けているところが細胞の本体で，正常細胞の細胞と細胞の境界部分にフィブロネクチンが白く線維状にみえる．右側の図は癌細胞で細胞の輪郭がかろうじて白くみえるが，フィブ

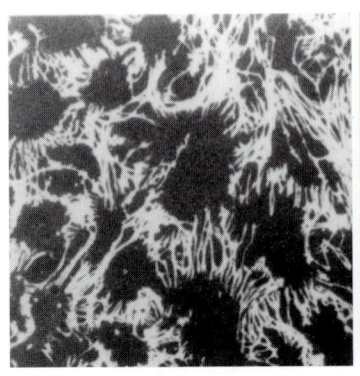

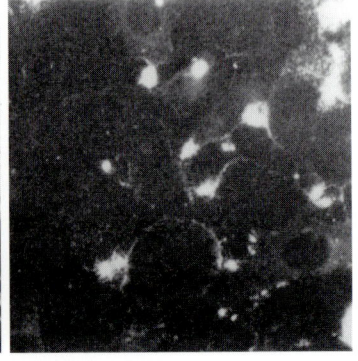

**図2-9　細胞表面でのフィブロネクチンの線維形成と癌化による消失**
単層で数日間培養した正常細胞（左）と癌細胞（右）のフィブロネクチン（Hynes, R. O. : Cytoskeletal elements and plasma membrane organization. pp.99-137, 1981 参照）

ロネクチンはほとんど消失している．

　シュワルツバウワー（J. E. Schwartzbauer）の描いたモデルに基づいてフィブロネクチンの線維形成を解説しよう．シュワルツバウワー（女性）は，筆者が約20年前に国際会議で会ったときはマサチューセッツ工科大学のウイウイしい女子大学院生だったが，いまやプリストン大学の辣腕教授で，フィブロネクチン研究の大家である．

　細胞外に分泌されたフィブロネクチン二量体は，細胞表面のインテグリンに結合する．インテグリンへの結合が刺激となってフ

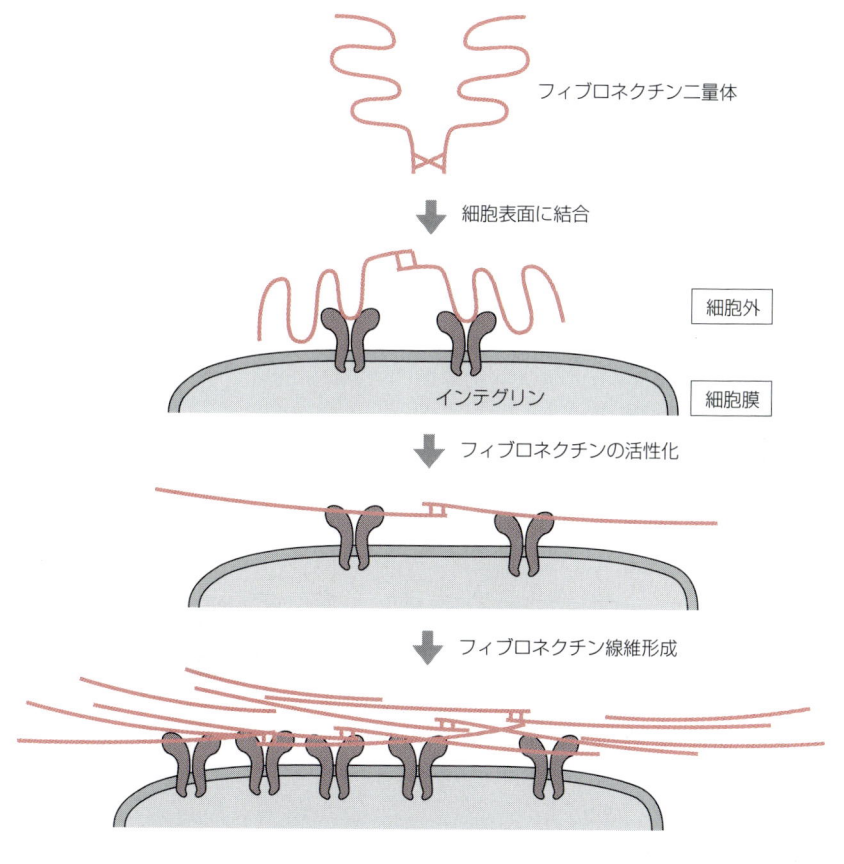

図2-10　フィブロネクチンの線維形成モデル

ィブロネクチン二量体の間の結合が開き，フィブロネクチンのポリペプチドがピンと伸びる．この伸びたポリペプチドに別のフィブロネクチンが会合し，フィブロネクチン線維が形成されていく（図2-10）．なお，図2-7に示したフィブロネクチンドメイン構造のドメイン1がフィブロネクチン同士の会合に必要で，フィブロネクチンの線維形成に細胞が寄与する時はドメイン4（RGD部位と相乗部位SSの両方：後述）が必要である．

つまり，細胞外のフィブロネクチン会合体は，単にフィブロネクチンが沈殿するようにランダムに会合するのではなく，細胞が関与していて，会合体形成を細胞がコントロールしていると考えられる．フィブロネクチンの特定のドメインも会合体形成に必要である．

## フィブロネクチンの細胞接着・伸展活性

### 1 フィブロネクチンの細胞接着・伸展はどのように起こるのか？

1976年，細胞性フィブロネクチンが発見された3年後，NIH国立癌研究所の**ケン・ヤマダ**（K. M. Yamada，図2-11）は，次のよ

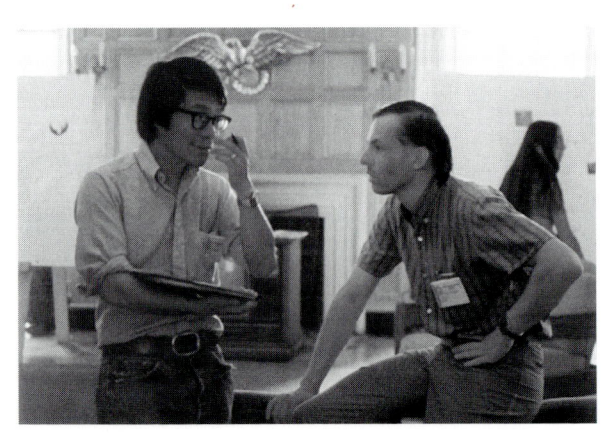

図2-11　ケン・ヤマダ氏（左）とジャンポール・ティアリー氏（右）

**図 2-12　細胞性フィブロネクチンの細胞接着・伸展活性**

SVT2細胞 → 24時間培養後，10分間強くゆする

| 細胞性フィブロネクチン | はずれる細胞 (%) |
|---|---|
| − | 69 |
| + | 10 |

結論　細胞性フィブロネクチンは接着力を強める

SVT2細胞を8時間培養後，顕微鏡で見ると

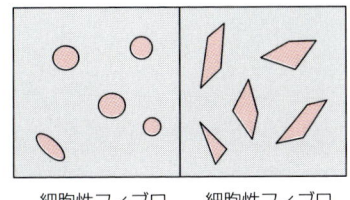

細胞性フィブロネクチンなし ／ 細胞性フィブロネクチンあり (50μg/mℓ)

結論　細胞性フィブロネクチンは細胞を伸展する

うな実験から，フィブロネクチンに**細胞接着・伸展活性**があることを発見した．

　フィブロネクチンをコートした培養皿とコートしていない培養皿に，マウス培養細胞SVT2細胞を播いた．24時間後，その培養皿を10分間強くゆすった．すると，フィブロネクチンをコートしていない培養皿ではほとんどの細胞が浮遊してきたが，コートした培養皿では細胞は培養皿にくっついたままであった．つまり，フィブロネクチンがあると，細胞は培養皿によく接着したのである（図2-12）．この機能により，フィブロネクチンはその後，**細胞接着性糖タンパク質**（cell-adhesive glycoprotein）と呼ばれるようになった．

　細胞接着を詳しく研究してみると，細胞を播いてから24時間も必要ないことがわかってくる．播いてからわずか10〜15分間のうちに，細胞は培養皿［材質はプラスチックやガラス…これを**人工基質**（**人工マトリックス**）と考える］の基質面に接着し，40〜90分で基質面上に細胞質を広げ，貼り付いたように伸展する（図2-13）．貼り付くといっても，ミクロに見て細胞の全面が基質に接着するのではない．細胞の底面に斑点状の接着構造［これを**接着斑**（adhesion plaque）と呼ぶ．第4章で詳述］ができて，その部位で接着するのである．なお，細胞は接着するとすぐ伸展しはじめる．また，

### 図2-13 フィブロネクチンの細胞接着・伸展の現在の標準的方法

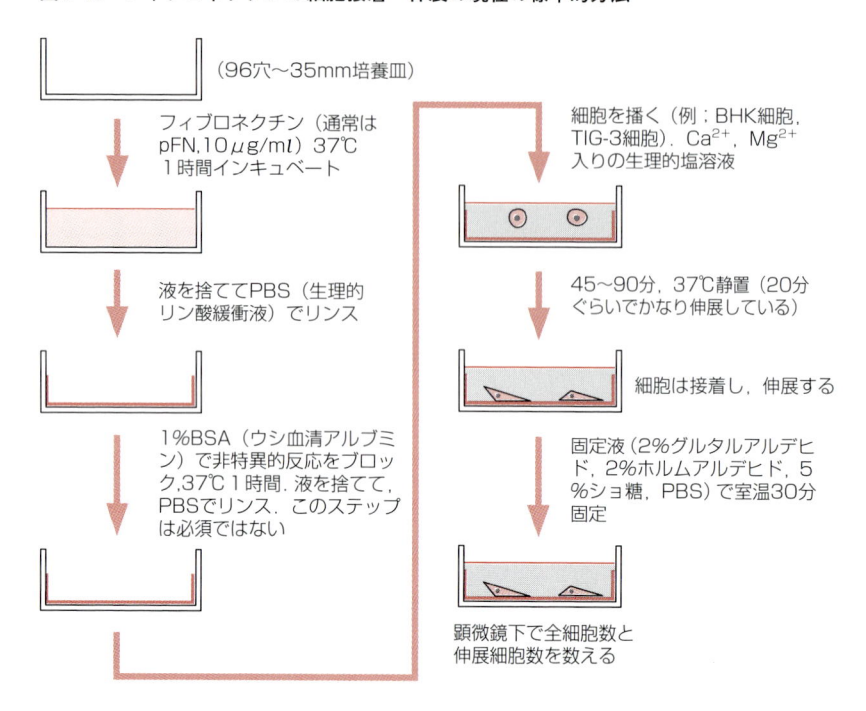

（96穴〜35mm培養皿）

フィブロネクチン（通常はpFN,10μg/ml）37℃1時間インキュベート

液を捨ててPBS（生理的リン酸緩衝液）でリンス

1%BSA（ウシ血清アルブミン）で非特異的反応をブロック,37℃1時間.液を捨てて,PBSでリンス.このステップは必須ではない

細胞を播く（例；BHK細胞,TIG-3細胞）.$Ca^{2+}$,$Mg^{2+}$入りの生理的塩溶液

45〜90分,37℃静置（20分ぐらいでかなり伸展している）

細胞は接着し,伸展する

固定液（2%グルタルアルデヒド,2%ホルムアルデヒド,5%ショ糖,PBS）で室温30分固定

顕微鏡下で全細胞数と伸展細胞数を数える

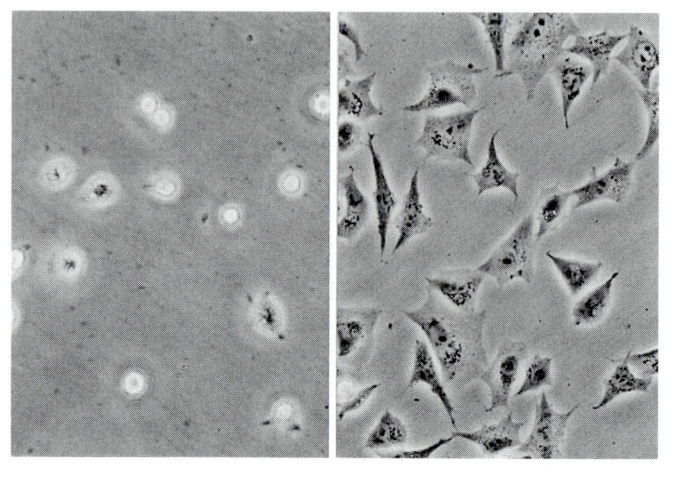

（−）フィブロネクチン　　　（＋）フィブロネクチン

測定法によっては，伸展しない細胞は培養皿からはがれてしまうので，研究者は，接着と伸展の2つの用語を区別しないで使うことが多い．つまり，細胞伸展のデータを示しながら，「この細胞接着活性は…」などといったりする．

フィブロネクチンによる細胞接着・伸展の現象は能動的な細胞活動であって，非生理的・非特異的・受動的な接着ではない．どのような点がポイントであるか，以下に示そう．①生きている細胞でないと接着・伸展はしない．ホルマリン等で固定した細胞では接着・伸展はしない．②低温（4℃）では接着しない．30〜37℃が適温で，細胞内のエネルギー代謝が必要である．③細胞のフィブロネクチンへの接着は，溶液に二価カチオン（$Ca^{2+}$，$Mg^{2+}$など）が必要である．④タンパク質や核酸の合成阻害剤を加えても正常に接着するので，細胞接着にこれらの物質の新合成は不要である．⑤フィブロネクチンの糖鎖および細胞表面の糖鎖は接着に関与していない，などが挙げられる．

不思議なことに，血漿中のフィブロネクチン濃度は前に述べたように330 $\mu$g/mlもある．細胞接着活性は，その1/100の3.3$\mu$g/mlで十分な活性を示す．こんな低濃度で効くのに，なぜ高濃度のフィブロネクチンが血漿中に含まれているのだろうか？　生体内ではおそらく，血漿はフィブロネクチンの貯蔵タンクで，そこから染み出た微量のフィブロネクチンで十分なのだろう．

## 2 フィブロネクチン研究者たちを驚愕させたRGDモチーフの発見

フィブロネクチンの細胞接着部位は，図2-7のフィブロネクチンのドメイン構造で示したように，フィブロネクチン分子の中央部にある．この細胞接着の活性部位をどこまで絞れるだろうか？

アメリカの西海岸サンディエゴにラ・ホヤ癌研究所がある．現在はバーナム研究所と改名されている．ラ・ホヤ癌研究所でルースラティ研のポスドクであったパーシュバッカー（M. Pierschbacher）が，フィブロネクチン分子の細胞接着部位をつきとめた（図2-14）．

彼らの研究成果を追ってみよう．1981年，フィブロネクチンをペプシンで切断し，細胞接着部位をもつ11.5kDのフィブロネクチ

**図2-14　フィブロネクチンの細胞接着部位の特定化**

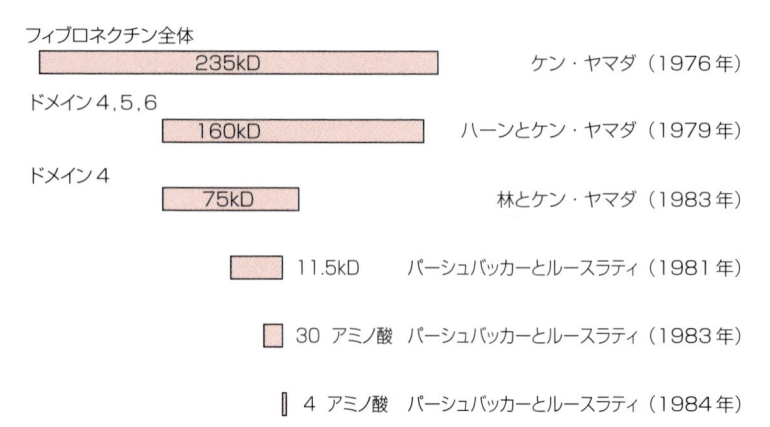

フィブロネクチン全体
235kD　　　ケン・ヤマダ（1976年）

ドメイン4, 5, 6
160kD　　　ハーンとケン・ヤマダ（1979年）

ドメイン4
75kD　　　林とケン・ヤマダ（1983年）

11.5kD　パーシュバッカーとルースラティ（1981年）

30 アミノ酸　パーシュバッカーとルースラティ（1983年）

4 アミノ酸　パーシュバッカーとルースラティ（1984年）

ン断片を単離した．翌1982年，この断片の全アミノ酸配列を決定した．アミノ酸数は108個であった．翌1983年，この108個のアミノ酸を約4等分して，それぞれ30個のアミノ酸から成る4つのペプチドを有機化学合成した．すると4番目のペプチドにのみ細胞接着活性があることが判明した．翌1984年，4番目のペプチドをさらに細かく分けて，各部分のペプチドを有機化学合成し，ついにArg-Gly-Asp-Serの4つのアミノ酸から成る配列が**細胞接着活性のほぼ最小単位**であることをつきとめた．

　この4つのアミノ酸のうち，最初の3つは他のアミノ酸に置換すると活性を失う（表2-4）．ところが，最後のSerはVal，Thr，Alaに置換しても活性を保持している．したがって，本当の最小活性配列は**Arg-Gly-Asp**と決定された．このArg-Gly-Aspを一文字表記で表すと**RGD**となる．

　当時のフィブロネクチン研究者は，この**RGD**モチーフの発見に非常に驚いた．フィブロネクチン分子は巨大であり，一方，分子レベルでみれば細胞は超巨大である．細胞接着・伸展活性はタンパク質分子レベルから見れば，とても複雑である．一歩どころか十歩譲って考えても，酵素の働きよりはかなり複雑そうである．そこで，細胞を伸展させるには，フィブロネクチンタンパク質の高

表2-4 フィブロネクチン細胞接着部位のアミノ酸残基特異性

| アミノ酸1個置換ペプチド | 細胞接着活性 |
|---|---|
| Gly-Arg-Gly-Asp-Ser-Pro-Cys | + |
| ——Lys—————————— | − |
| ————Ala———————— | − |
| ——————Glu—————— | − |
| ————————————Ala— | + |

置換対象に選ばれたLys, Ala, Glu, Alaは，置換前のアミノ酸と非常によく似た性質のアミノ酸である

次構造プラス何かさらに未知なものが必要だろうと何となく思っていた．その活性部位がわずか3つのアミノ酸，しかも有機化学合成したペプチドで可能だなんて，"ウッソー，信じられない！"状態だった．当人であるパーシュバッカーも，当時，「朝，目が覚めたら『あれは間違いだ』と，指摘されているのではないか」と眠れない夜が続いたそうである．

### 3 RGDモチーフは細胞接着に普遍的な活性モチーフなのか？

このRGDモチーフは3つのアミノ酸から成る配列だから，当然のことながらフィブロネクチンに限った配列ではない．コンピュータ検索すると，RGDモチーフが別のタンパク質にもある．その後に判明したタンパク質を含めると，10数種のタンパク質にこのRGDモチーフが含まれていることがわかった．そして，それらのタンパク質はどれも細胞接着に関係していた（表2-5, 5種類のみ示した）．

つまり，RGDモチーフはフィブロネクチンで発見されたが，他の細胞接着性糖タンパク質にも存在し，その細胞接着機能を担っていることがわかってきた．しかも，大腸菌からヒトまである．そこでRGDモチーフは細胞接着に普遍的な活性モチーフだと提唱された．なお，RGDモチーフをもっていても細胞接着活性を示さないタンパク質も見つかってきた．この場合，RGD配列は高次構造上，タンパク質分子の表面に露出していないためである．

細胞接着の際，細胞がこのRGDモチーフを認識するのは第4章で述べる細胞膜分子の**インテグリン**（**integrin**）である．RGDペプ

表2-5 初期に確認されたRGDモチーフをもつタンパク質

| 配列 | タンパク質 | 生物種 |
|---|---|---|
| RGDS | フィブリノーゲンα鎖 | ヒト |
|  | λレセプタータンパク質 | 大腸菌 |
| RGDA | コラーゲンα1(Ⅰ) | ウシ, ヒト |
|  | トロンビン | ウシ, ヒト |
|  | ディスコイディンⅠ, A鎖 | 粘菌 |
| RGDV | ビトロネクチン | ヒト |

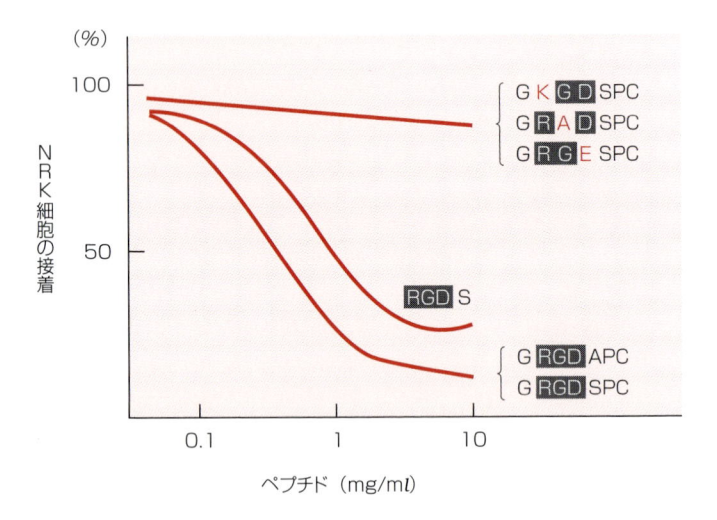

図2-15 RGDペプチドによる細胞接着の阻害
基質にはフィブロネクチンがコートしてある．RGDモチーフを完全にもつペプチドはすべて阻害活性があり，RGDモチーフが不完全なペプチドはすべて阻害活性がない

チドは，今まで細胞接着を引き起こすペプチドであると述べてきた．しかし，逆説的に聞こえるかもしれないが，このRGDペプチドは，液相に加えられると細胞接着性タンパク質の細胞接着活性を阻害する（図2-15）．これは液相にあるRGDペプチドが，細胞膜上にあるインテグリンのRGD結合部位を飽和してしまうためである．RGDペプチドで飽和したインテグリンは，もはや基質上に

あるフィブロネクチンのRGD部位に結合できない．

RGDペプチドによるこの**細胞接着阻害作用**は，フィブロネクチン以外にも効くが，細胞接着性タンパク質の活性部位がRGDモチーフのときでないと効かない．その作用のRGD配列特異性は高く，実験は簡単，容易，安価なので，活性部位がRGDモチーフかどうか検定する実験に実際上しばしば用いられている．頻用されるペプチドは，GRGDSと，DをEに変えた活性のないコントロールペプチドのGRGESである．なぜ，これらのペプチドを頻用するのか？　RGDの3ペプチドでは短かすぎて，前後に1つずつアミノ酸を加えた5ペプチドのほうが細胞接着活性は高い．それに，DとEは同じ塩基性アミノ酸なので類似性がきわめて高く，GRGDSのコントロールペプチドとしてGRGESは理想的だからである．

### 4 第2，第3の細胞接着部位 —— ⅢCS

RGDモチーフの発見という驚異的な研究がフィブロネクチン研究者を興奮の渦に巻き込んでいたとき，ケン・ヤマダはルースラティらのデータに首をかしげていた．GRGDSペプチドはモル比に換算した比活性で，フィブロネクチンの1/30しかなかったからである（表2-6）．比活性の低さの理由として，RGDモチーフはフィブロネクチンの主要な活性部位ではなく，マイナーな活性部位ではないかと彼は考えた．もちろん，GRGDSペプチドの細胞接着活性が低いのは低分子のためだとか，有機合成品だから高次構造が形成されていないとか，他の理由はいくつも考えられた．

ケン・ヤマダは，ルースラティらのRGDモチーフの発見と興奮

表2-6　フィブロネクチンの細胞接着ペプチド比活性

| ペプチド | 50％細胞伸展に必要な濃度 |
| --- | --- |
| フィブロネクチン分子そのまま | 0.1　nmol/ml |
| GRGDS(C) | 3.0 |
| RGDSPA(C) | 6.0 |
| RVDSPA(C) | ＞50 |

に飲み込まれずに冷静であった．フィブロネクチンは巨大分子であり，わずか3つのアミノ酸だけで細胞接着のすべてを行っているはずはないという洞察もあった．また裏話であるが，ケン・ヤマダはルースラティを嫌っていたという人間臭い面もある．

ケン・ヤマダは，英国からポスドクとしてやってきたハンフリー（M. Humphrey）にRGD部位以外の細胞接着活性部位を探すようにと命じた．1986年，ハンフリーは見事に期待にこたえ，RGD部位以外の細胞接着活性部位がⅢCS部位にあることを見出した．この活性部位は驚いたことに，**BHK細胞**，**NRK細胞**などの線維芽細胞には作用せず，**B16メラノーマ癌細胞**に作用した．

ⅢCSを5分割して細胞接着の活性部位を調べ，さらにその部位をペプチドレベルに絞っていくと，活性部位は実はⅢCSの中に2カ所あった．1つはCS1と呼ばれる部位で，活性アミノ酸配列は**Leu-Asp-Val**（つまり**LDV**）．もう1つはCS5の部位で**Arg-Glu-Asp-Val**（つまり**REDV**）であった．このⅢCSは，先に述べたようにA鎖にしかなく，CS1，CS5も含め，選択的スプライシングを受けて，発現されたりされなかったりする部位である（表2-3）．したがって，細胞接着活性が遺伝子レベルで調節される微妙な部位である．

しかし，ⅢCSに細胞接着活性があることは重要な発見であるけれども，「RGDペプチドでは比活性が低すぎる」というケン・ヤマダの疑問には答えていない．ケン・ヤマダが首をかしげたRGDペプチドの比活性の問題は，BHK細胞，NRK細胞などの線維芽細胞を用いた実験結果のものである．そしてⅢCSは，BHK細胞，NRK細胞を接着する活性をもっていなかったからである．

## 5 第4，第5の細胞接着部位 —— 相乗部位SS

1983年に筆者が単離したフィブロネクチン分子中央の75kD断片は，BHK細胞に対してフィブロネクチンと同じ比活性の細胞接着活性を示す．したがって，ケン・ヤマダの求めていたRGD以外の細胞接着部位は，この75kDに含まれているはずである．

1988～'92年，ケン・ヤマダ研究室にいた日本人ポスドク（小原

**図2-16 フィブロネクチンの相乗細胞接着部位の位置の推定**

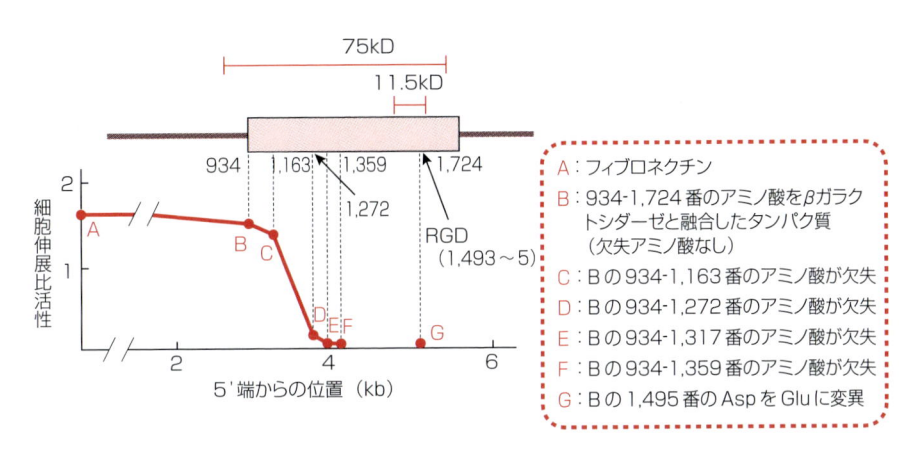

A：フィブロネクチン
B：934-1,724番のアミノ酸をβガラクトシダーゼと融合したタンパク質（欠失アミノ酸なし）
C：Bの934-1,163番のアミノ酸が欠失
D：Bの934-1,272番のアミノ酸が欠失
E：Bの934-1,317番のアミノ酸が欠失
F：Bの934-1,359番のアミノ酸が欠失
G：Bの1,495番のAspをGluに変異

政信，長井俊彦，青田伸一，山川直美）は，**部位特異的突然変異**などの組換え遺伝子技術や部位特異的**モノクローナル抗体**を用いて，この仮想部位の存在を明確にし，合わせて数個のアミノ酸まで活性部位を絞り込もうと研究を進めた．たとえば，図2-16に示すようにフィブロネクチンのN末端から934～1,359番目のいろいろな部分を欠失したC，D，E，Fの**融合タンパク質**をつくり，その細胞伸展活性を測定した．すると，Cでは活性があるのにD，E，Fでは活性がない（図2-16）．したがって，1,163～1,272番目の110個のアミノ酸に細胞伸展活性を担う部位があると推定した．

このようにして，RGD部位よりN末端側の14～15kDと28kDの部位に第4，第5の部位があるらしいことがわかってきた．これらの部位は，今までの接着ペプチドと異なっていて，ペプチド単独では細胞接着活性を現さず，RGDモチーフと共存したときのみRGDの活性を相乗的に100～200倍上昇させる．そのことから，この部位は**相乗部位**（**snergystic site**：SS）と命名されたが，まだ，アミノ酸数個のレベルにまで活性部位が絞られていない．

# フィブロネクチンの細胞移動活性

## 1 *in vitro*における細胞移動

　**細胞移動**の一般的な過程を*in vitro*で模式的に示したのが図2-17である．細胞外マトリックスに接着している細胞は，細胞の前面の細胞質を前方に**伸長**(extension)する．伸長した細胞質が新たにマトリックスと**接着**する．最後に，細胞の最後端の接着部分を外して細胞質を**収縮**(contraction)する．細胞移動はこの3段階の過程に区分けできる．簡単にいえば，シャクトリ虫が移動する仕方と似ている．細胞移動では，細胞は，細胞外マトリックスに接着と離脱を繰り返すことが，これでよくわかると思う．

　フィブロネクチンが細胞移動を促進していることは，フィブロネクチンの細胞接着が発見された2年後の1978年に見出された．NIHの**ケン・ヤマダ**はマウスSV1細胞を遠心管中に3時間放置し，遠心管の底に細胞の塊をつくった．この細胞の塊を取り出し，フ

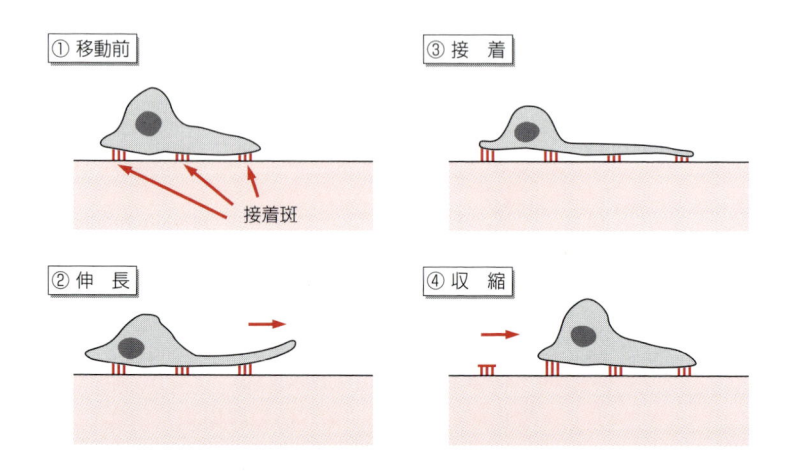

図2-17　細胞移動(*in vitro*)の一般的な過程を横から見た

ィブロネクチンをコートした培養皿，あるいはコートしてない培養皿の上に置いて，24時間インキュベートした．すると，フィブロネクチンをコートしてない培養皿では，細胞の塊は元のままであったが，フィブロネクチンをコートした培養皿では，細胞の塊は見当たらず，細胞は分散していた（図2-18）．したがって，フィブロネクチンがコートしてあると細胞は移動しやすい，つまり，フィブロネクチンは細胞移動を促進すると結論づけられた．

一方，アメリカ・マサチューセッツ工科大学（MIT）の**ハインズ**も，フィブロネクチンの細胞移動活性を発見していた．彼は，**食運動追跡法**（phagokinetic tracking）を利用した．この**食運動追跡法**は，1977年にアルブレヒト・ビューラー（G. Albrecht-Bühler）が開発した細胞の移動を観察する方法である．まず，カバーガラスの表面に金のコロイド粒子を一面に塗布しておく．細胞をこの上に載せてインキュベートすると，細胞は金の粒子を食べ（phago-）ながら動く（kinetic）．1～2日後にスライドガラスを光学顕微鏡下で見ると，金の粒子がなくなった跡が見える．その部分はミミズがのたくったような跡だが，実際は細胞が移動した軌跡というわけである．この方法により，細胞の移動経過がわかるだけでなく，のたくった長さを測定すれば，速度も算出できるというスグレモノであった．

ハインズは，この食運動追跡法を用いてフィブロネクチンの細

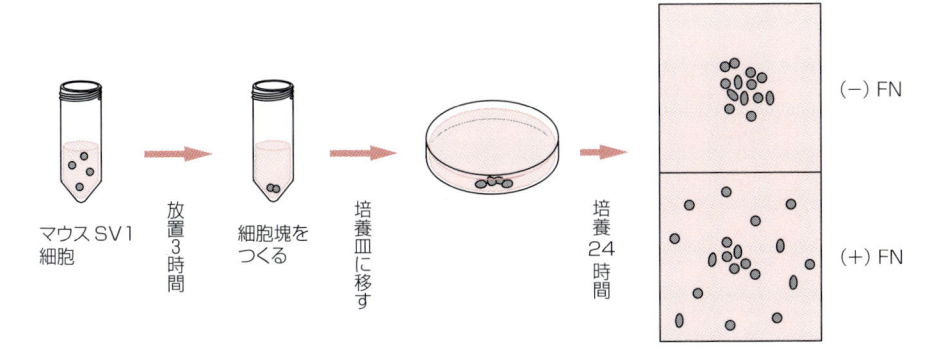

**図2-18** フィブロネクチンの細胞移動促進作用

**図 2-19　食運動追跡法によるフィブロネクチンの細胞移動促進作用の観察**

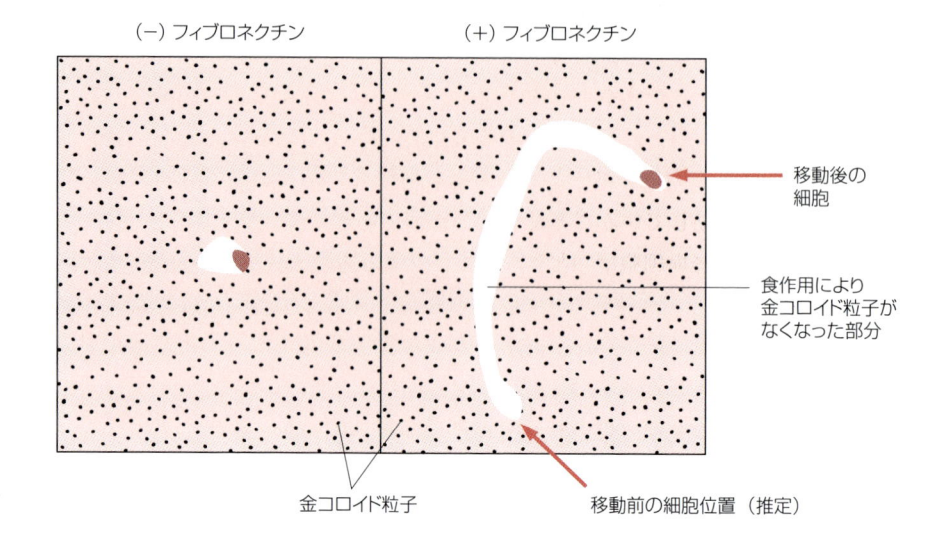

（−）フィブロネクチン　　　（＋）フィブロネクチン

移動後の細胞

食作用により金コロイド粒子がなくなった部分

金コロイド粒子　　　　　移動前の細胞位置（推定）

胞移動への効果を調べた．つまり，ハムスターのNIL8細胞やマウス3T3細胞を用いて，フィブロネクチンありなしで，細胞の移動を調べた．すると，フィブロネクチンがある時は，金の粒子がなくなっているところが格段と長くなった．このことから，フィブロネクチンが細胞移動を促進していると結論したのである（図2-19）．

## 2 *in vivo* における細胞移動

体内では，発生の初期段階に特定の場所から特定の場所に移動する細胞が3種類知られている．それらは，**神経堤細胞**（**neural crest cell**），**生殖細胞**（germ cell），**筋肉細胞**（muscle cell）である．このうち最も研究が進んでいる神経堤細胞を例に説明しよう．

神経堤細胞は神経管上部に生じる．ニワトリ初期胚ではステージ10〜13である．1980年前後，フランスのラドアラン（N. Le Douarin）は，神経堤細胞が胚体内を移動することを発見した．神経堤細胞は胚体内を移動し，最終的に末梢神経ニューロン，色素細胞，シュワン細胞などに分化する．彼女は，ウズラの胚の神経

堤細胞を含む部域を切り出し，ニワトリ胚の同じ部域に移植した．**ウズラの細胞**は核小体に大きく強く染色される**ヘテロクロマチン**をもっている．そのため，組織化学的染色を施すとニワトリの細胞と区別できる．神経堤細胞の移植後，一定日数を経過させ，胚を固定し，組織化学的染色を施し，ウズラの細胞の分布を観察した．その結果，ウズラの神経堤細胞がニワトリの胚の特定の道筋を移動していることを発見したのである．

神経堤細胞は，どうやって移動する道筋を知るのだろうか？ フランスの**ティアリー**（J. P. Thiery，図2-11）は，1980～'85年のニワトリ胚を用いた一連の研究で，フィブロネクチンが神経堤細胞の移動の道筋になっていることを発見した．

まず，**フィブロネクチン抗体**を用いた免疫組織化学で，神経堤細胞の移動する道筋と同じところにフィブロネクチンがあることをつきとめた．なお，神経堤細胞自身はフィブロネクチンを合成しない．次いで，ニワトリ胚を切り出し，図2-20のように表皮を剥ぎ，神経堤細胞が人工基質上に直接触れるようにし，24時間インキュベートした．そのとき，基質の一部を特定のタンパク質でコートしておく．すると，フィブロネクチンをコートしてあるところでは，神経堤細胞はよく移動した（図2-20）．**コラーゲンやラミニン**をコートしたときは，コントロールとあまり変わらなかった．フィブロネクチン抗体をかけると，フィブロネクチン上での移動が阻害され，コントロールと同じ遅さになった．フィブロネクチンレセプターである**インテグリン**（第4章）の抗体や**RGDペプチド**は，この移動に阻害的であった．したがって，フィブロネクチン，それもRGD関連部位を細胞表面のインテグリンが認識して，神経堤細胞が移動していることになる．

フィブロネクチンが重要な役割を担っているのは，神経堤細胞のようなバラバラの細胞の移動だけではない．細胞集団の移動でもフィブロネクチンが重要な役割を担っている．よく研究された例は，発生初期の**原腸陥入**である．胞胚期の次の段階では，原口の部位で中胚葉細胞が卵割腔の天井に沿って滑り込むように陥入し，原腸を形成する．このとき，フィブロネクチンの分布をフィ

**図2-20　フィブロネクチンによる神経堤細胞の移動促進**

ニワトリ胚　ステージ10〜13

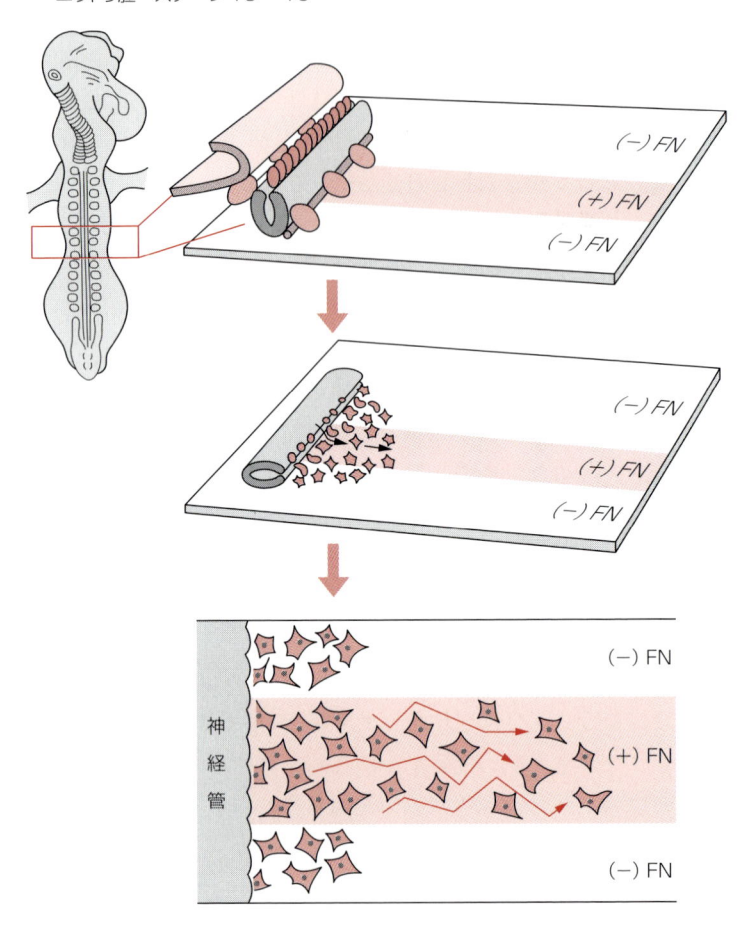

| 基　質 | 移動速度（μm/h） |
|---|---|
| コラーゲン（I型） | 6.0 ± 0.4 |
| ラミニン | 8.4 ± 0.9 |
| フィブロネクチン | 20.5 ± 0.7 |
| フィブロネクチン<br>＋フィブロネクチン抗体 | 3.9 ± 0.5 |

ブロネクチン抗体で検出すると，卵割腔の天井にフィブロネクチンが線維上に沈着しているのが観察される．このフィブロネクチンを足がかりにして細胞層が陥入していくのである．

というのは，原腸陥入が始まる前の胞胚期や初期の原腸胚期の卵割腔にフィブロネクチン抗体を注入すると，細胞層の移動は止まってしまうからである．もちろん，コントロールとして正常IgGを注入しても，細胞層の移動は止まらない．RGDペプチドを注入すると原腸陥入は止まる．インテグリン抗体も原腸陥入を阻害する．つまり，胞胚期では，卵割腔の天井にフィブロネクチン線維が沈着し，原口からの中胚葉細胞シートを引き込んでくるのである．フィブロネクチンの作用部位はRGD部位であり，フィブロネクチンを認識する分子は，中胚葉細胞のインテグリンである．

神経堤細胞と原腸陥入の2つの例で，発生の細胞移動におけるフィブロネクチンの役割を述べてきたが，他のいろいろな系でも，フィブロネクチンが細胞移動に関与している．

# フィブロネクチンの生体内機能 ―ノックアウトマウス

ところで，フィブロネクチンの生体内の機能は細胞接着や細胞移動が中心なのだろうか？　表2-1に挙げたように，フィブロネクチンは*in vitro*では多彩な生理機能を発揮している．生物学者としては，*in vitro*の生理機能ではなく，生きている個体の中で，極端にいうとワタシの体の中で，フィブロネクチンがどう働いているのかを知りたい．たとえば，*in vitro*で血液凝固因子にフィブロネクチンが結合することから，生理機能の1つに血液凝固の調節が挙げられているが，もしフィブロネクチンに異常があれば，いったいどんな血液凝固異常が起こるというのだ？　フィブロネクチンの細胞接着や細胞移動がおかしくなると，生体内でどんな不都合が起こるというのだ？

一般的に生体内で生物分子の作用の仕組みを証明するのはとても難しい．たくさんの因子が同時に作用してしまうからである．そ

のために，生体内の特定の分子を生体外に取り出し，純品として精製し，純品の分子の性質を in vitro でいろいろ調べ，その特性から，生体内の作用の仕組みを推測することが一般に行われている．

　しかし驚くことに，生きている個体の特定のタンパク質だけを取り除く技術が開発された．1990年，世界で初めて**ノックアウトマウス**（**knockout mouse, 遺伝子欠損マウス**）がつくられた．生きているマウスの特定の遺伝子を欠損させて，その遺伝子産物のマウス生体内での機能を研究する画期的な方法が開発されたのである．この方法は，**遺伝子ターゲティング**（gene targeting）と呼ばれ，どのような遺伝子にも適用できることから，大変な注目を浴びた．

　1993年，マサチューセッツ工科大学の**ハインズ**はフィブロネクチン遺伝子がないノックアウトマウスの作製に成功した．この報告は，ノックアウトマウスを細胞接着分子の研究分野に導入した世界で最初の論文である．この論文をみると，生体内でフィブロネクチンを合成できないこのマウスは発生の初期に形態形成異常を生じ，すべて死んでしまう．死に至るほどフィブロネクチンは重要な分子であることがわかる．ただし，どのように死ぬかの厳密な原因究明は難しい．とはいえ**遺伝子ターゲティング**の手法によって，フィブロネクチンの作用様式が，そしてこれ以後多くの細胞接着分子に対応したノックアウトマウスが作製され，細胞接着，細胞外マトリックスの分子的な様相が深く解明されてきた．本書ではその詳細な解析結果を述べないが，本書で扱う細胞接着分子の大半は，そのノックアウトマウスが作製されたか，あるいはされつつある．

# 3 ビトロネクチンものがたり

■ビトロネクチンは細胞培養に用いる動物血清の細胞接着性タンパク質である
■血液凝固・線溶系の調節タンパク質でもある
■ビトロネクチンの細胞接着部位はRGDのみである
■ヘパリン結合部位は機能的に重要で，「結んで開いて」変換をする

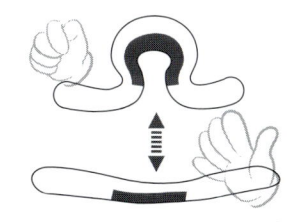

## ビトロネクチンの発見

### 1 無視され続けたビトロネクチンの研究

　動物細胞を in vitro で培養する方法は，1940年代にアメリカで確立された．多くの正常細胞は，培養皿の底に接着しなければ増殖できない．この性質は**足場依存性**（**anchorage dependence**）と呼ばれている．足場依存性を示さないのは，癌細胞や血球などの浮遊細胞である．細胞接着因子は，細胞によっては細胞自身が生産するが，培地として加える動物血清に含まれていた．この血清中の細胞接着因子とはどのような分子なのだろうか？
　1967年，アメリカのホームズ（R. Holmes）は，細胞接着因子が培養基質であるガラスに結合することから，ガラス微粒子を詰めたカラムにヒト血清を流し，ガラス微粒子に結合するタンパク質

を精製した(今から思うと部分精製).このタンパク質を α 画分という画分に回収できたので,ホームズα1タンパク質と呼び,細胞培養用試薬としてギブコ(GIBCO)社から市販した.

一方,第2章で述べたように,1973年,細胞表面タンパク質としてフィブロネクチンが発見された.1976年,フィブロネクチンは細胞接着活性をもつことが見つかった.そして,フィブロネクチンは血清中にある.そのため,多くの研究者は動物血清中の細胞接着活性のすべてはフィブロネクチンによると思い込んだ.それが,当時の**パラダイム**(支配的な考え方)だったので,1983年までビトロネクチンの研究はほとんど無視されていた.

たとえば1980年,英国のノックス(P. Knox)は,セファクリルS-300という樹脂を用いた**ゲル濾過法**でヒト血清中のタンパク質を分別し,分子量約70kDの位置にフィブロネクチンとは別の細胞伸展活性のピークがあると報告している(図3-1).しかし,この70kD

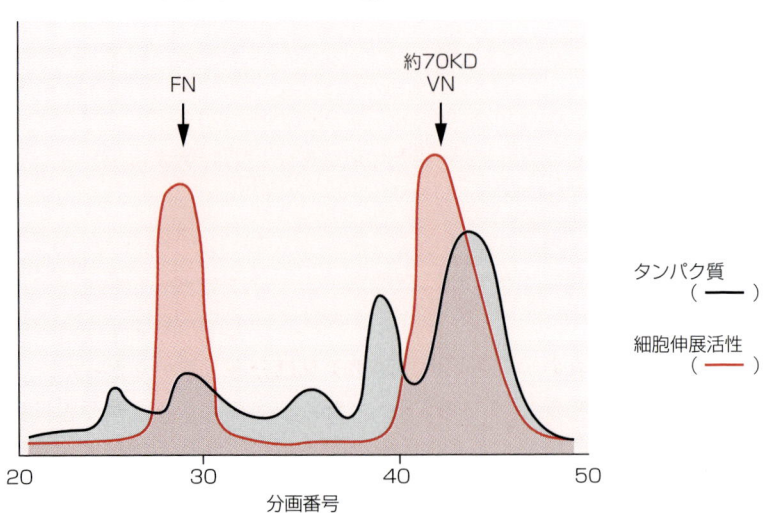

セファクリル S-300 ゲル濾過カラム

FN
約70KD
VN

タンパク質
(　　)

細胞伸展活性
(　　)

分画番号

**図3-1　ヒト血清のゲル濾過**
ヒト血清中の細胞接着活性がゲル濾過カラムで2つに分離する.2つのピークは現在の知識ではFN(フィブロネクチン)とVN(ビトロネクチン)

タンパク質はほとんど無視されていた．

アメリカのバーンズ（D. W. Barnes）も，1980年前後，ヒト血清から細胞伸展活性をもつタンパク質を部分精製し，**血清中伸展因子**（**serum spreading factor**）と命名したが，これも大きなインパクトを与えなかった．

## 2 ビトロネクチンの発見：ルースラティの貢献

ビトロネクチンのしっかりした歴史は，1983年に始まったといってよいだろう．バーンズの研究に刺激されたアメリカのラ・ホヤ癌研究所の**ルースラティ**（図2-6，第2章のフィブロネクチン研究者と同じ人）は，フィブロネクチンの研究を続ける一方で，ビトロネクチンの研究にも着手した．バーンズの方法に基づいて部分精製したヒト血清中伸展因子を抗原に，**モノクローナル抗体**8E6をつくった．このモノクローナル抗体をカラムに固相化し，ヒト血清から血清中伸展因子を精製した．SDS電気泳動で調べると分子量は75kDと65kDの2本のバンドとなり，両バンドとも細胞接着活性をもっていた．*in vitro*のビトロ（vitro）と接着性タンパク質の意味であるネクチン（nectin）とを合わせて，1983年，このタンパク質を**ビトロネクチン**（**vitronectin**）と命名した．

ルースラティは，モノクローナル抗体8E6を用いて免疫組織化学的解析も行った．その結果，いろいろな結合組織や培養細胞表面にビトロネクチンが分布していた．一方，ビトロネクチン研究の元祖バーンズも，ルースラティの発表直後にモノクローナル抗体を独自に作製した．ところが，バーンズのつくったモノクローナル抗体はルースラティの結果に否定的で，特定の結合組織や培養細胞表面にしかビトロネクチンは分布していなかった．2人の巨匠研究者の結果が矛盾したため，多くの細胞生物学者は生体内のどこにビトロネクチンが分布するのか長い間混乱した．

## 3 ビトロネクチン抗体の不思議

ルースラティがモノクローナル抗体8E6を最初に報告してから10年後の1993年，ルースラティは，スウェーデンのウプサラ大学

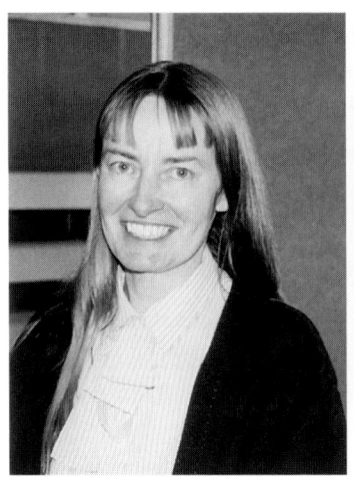

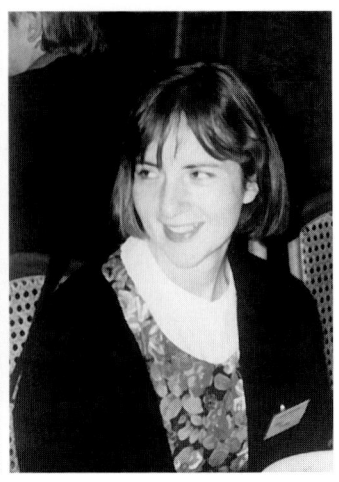

図3-2　アン・アンダーウッド氏(左)とビアンカ・トマシーニ氏(右)

のトマシーニ(B. R. Tomasini, 図3-2)と共著で，言い訳めいた論文をヒッソリと書いている．ルースラティが最初につくったモノクローナル抗体8E6は，ビトロネクチンとは全く異なる30kDの細胞外マトリックスタンパク質とも反応する抗体だったと，その論文で初めて報告した．ビトロネクチンのまともな抗体を使うと，ビトロネクチンは特定の結合組織にしか分布しておらず，ましてや培養細胞表面などには存在していない，と10年前の報告を訂正した．モノクローナル抗体は通常，研究室から門外不出なことが多い．ルースラティの1983年の報告も，他の人が同じ抗体を使って追試するのが難しかったため，長いこと訂正されなかった．10年も経って，ようやく言い訳的な論文を書いたのだ(ナンテコッタ！)．

　ただ理由はよくわからないが，筆者の経験でも，ビトロネクチン抗体をつくるのは難しい．筆者らは1984年，ヒト・ビトロネクチンに対するウサギ・ポリクローナル抗体をつくったが，不思議なことに，その抗体はビトロネクチンの高次構造に依存して反応性が大きく異なった．その後，ヒト，ニワトリ，ウシ，ブタ，マウス，ラットのビトロネクチンに対するウサギ・ポリクローナル抗体をつくったが，不可解なことがときどき起こった．たとえば，別

のタンパク質と反応した抗体もあった．

　話がずれるが，このケースを少し話そう．ビトロネクチン抗体がどうやら別のタンパク質と反応しているかもしれない危惧を抱いて，竹永啓三（千葉がんセンター研究所）に共同研究を依頼した．そして1998年，ビトロネクチン抗体が反応する別のタンパク質として，細胞接着とは関係ない全く新しい核タンパク質を発見するという幸運に恵まれた．全く新しい核タンパク質を **ZAN75** と命名した．ZAN75はビトロネクチンの抗原部位とよく似たアミノ酸配列をもっていたためにビトロネクチン抗体と反応したのである．ZAN75は溶液中に亜鉛があるとDNAに結合するタンパク質である．マウス胚を染めてみると，神経組織の発生初期に一時的に発現する**転写因子**であることがわかってきたが，研究はまだ始まったばかりである．

### 4 細胞接着因子の本命はビトロネクチンだった

　ビトロネクチンが，培養細胞の細胞接着因子として働いていることはほぼ確実である．オーストラリアのアンダーウッド（P. A. Underwood，図3-2）は1989年，フィブロネクチンなしの動物血清でも細胞は接着し増殖できるが，ビトロネクチンなしの動物血清では細胞は接着できず増殖できないと報告した．また，10％動物血清存在下では，血清中に多量に含まれるアルブミンのためにフィブロネクチンはプラスチックにほとんど吸着できないが，ビトロネクチンはアルブミンがあっても吸着できる．さらに，10％動物血清存在下で培養容器に接着した細胞を調べると，フィブロネクチンレセプターは働いておらず，ビトロネクチンレセプターが働いていた．これらのことから，現在，培養細胞の培養容器への接着はビトロネクチンが担っていると考えられている．

## 免疫補体のSタンパク質の参入

　話が突然，免疫系の**補体**（**complement**）の話になるが，お付きあ

い願いたい．補体はすべての脊椎動物の血液中にあり，免疫グロブリンではないが，いろいろな免疫反応に関与する一群のタンパク質である．成分としてはC1〜C9の9種類とB，D，Pなどの略号で呼ばれるタンパク質が数種類知られている．

補体の免疫反応の1つに細胞溶解作用がある．活性化されたC5，つまりC5bに，C6，C7，C8が1個ずつ会合し，最後にC9が1〜12個会合した複合体C5b-9は，**膜侵襲複合体（membrane attack complex：MAC）**と呼ばれ，細胞膜に穴をあけ細胞を溶かし，細胞を殺す（図3-3）．たとえば，ヒツジ赤血球に対する抗体に補体を混ぜると，赤血球膜に抗体が結合し，この抗体に膜侵襲複合体

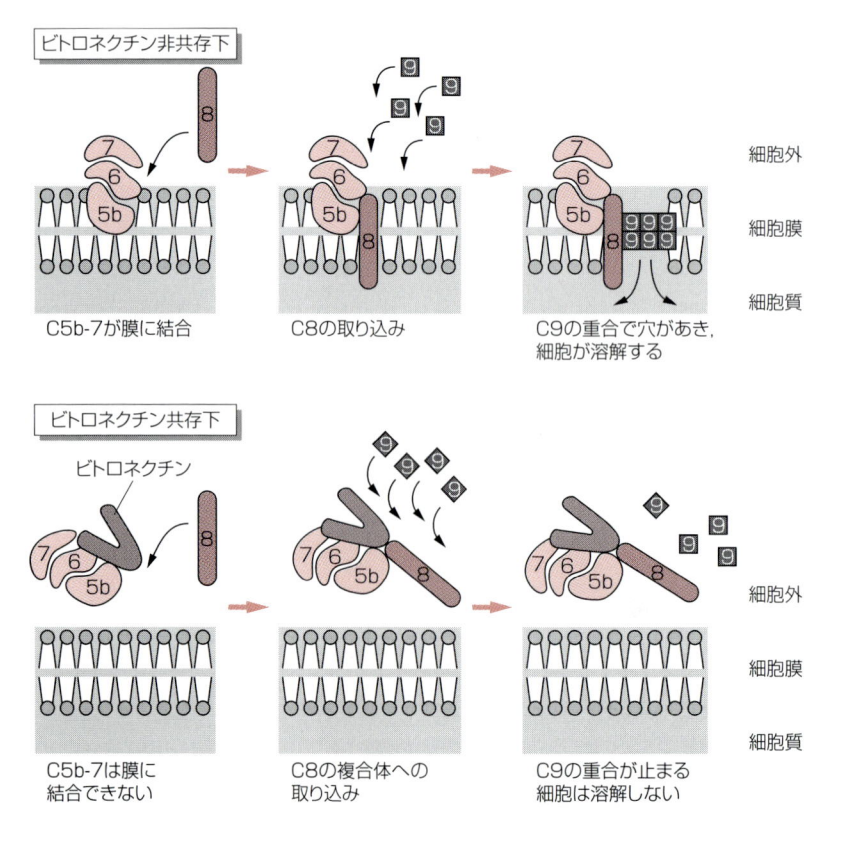

**図3-3 補体の膜侵襲複合体（C5b・6・7・8・9）の細胞溶解作用とビトロネクチンによる阻害**

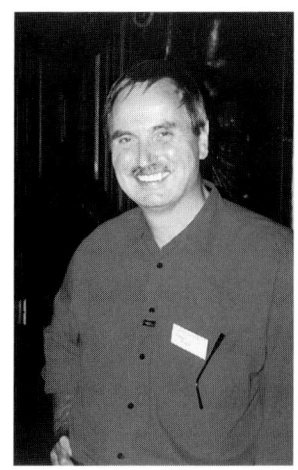

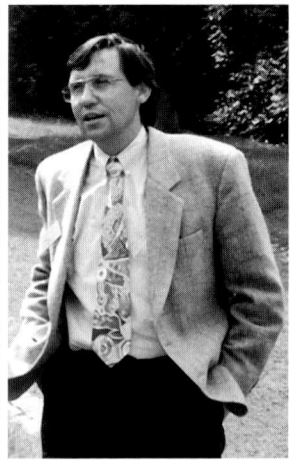

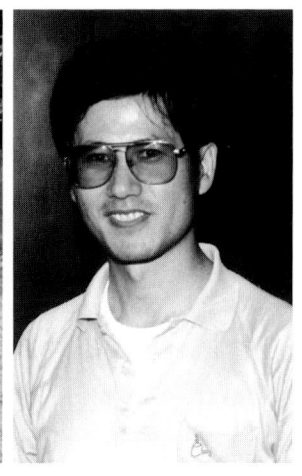

図3-4　エカード・ポダック氏(左)とディーター・イエンネ氏(中)と鈴木信太郎氏(右)

が会合し，ヒツジ赤血球の膜に穴があき，中の赤いヘモグロビンが外に出てくる．つまり溶血する．

　1978年，ポダック(E. R. Podack, 図3-4)は，膜侵襲複合体の細胞溶解を阻害するタンパク質として，**Sタンパク質**（**S-protein**）を発見した．Sタンパク質の作用の仕組みは，C5b-7複合体に1対1で結合し，SC5b-7複合体を形成することである．このことでSタンパク質はC5b-7が細胞へ結合するのを阻害する．また，C5b-8にさらにC9が会合することも阻害する（図3-3）．

　1985年，ドイツのイエンネ(D. Jenne, 図3-4)とスタンレー(K. K. Stanley)は，このSタンパク質のcDNA塩基配列を決定した．すると驚くべきことに，Sタンパク質のcDNA塩基配列は，その直前にルースラティ研究室の**鈴木信太郎**（現・愛知県コロニー研究所，図3-4）らが発表したビトロネクチンのcDNA塩基配列と全く同じであった（正確にいうと少し違っている）．この2つの論文は1985年のEMBO J. に前後して掲載されている．細胞伸展因子としてのビトロネクチンの研究と補体調節因子としてのSタンパク質の研究は，それまで全く別の分野で別々に研究されていた．しか

し，同一タンパク質であるという事実によって，2つの研究の流れは合体した．そうはいっても，補体研究者の一部は，今でもSタンパク質の名称を用いている．ビトロネクチンという名称では，やっぱり補体調節因子のイメージが湧かないらしい．

もっとも，Sタンパク質の名称を使う時に，気をつけなければならないことが2点ある．"Sタンパク質"を『生化学辞典第3版』(東京化学同人，1998年) で引くと，第2版 (1990年) からの進歩はみられず依然として「リボ・ヌクレアーゼSのタンパク質部分」と出てくる．ビトロネクチンはこれとは全く関係ない．

同じく，"プロテインS (protein S)"というタンパク質もあるが，Sタンパク質はこれとも関係ない．プロテインSはややこしいことに，分子量84kDとSタンパク質の分子量に近い．しかも，血液凝固酵素の活性を調節する血液タンパク質である．さらに，補体C4b結合タンパク質と分子複合体を形成する．1977年にアメリカのワシントン大学のデービー (E. W. Davie) が発見したが，発見地であるシアトル市 (Seattle) の頭文字をとってプロテインSと名づけたという．くれぐれも混同しないように注意されたい (実をいうと，筆者はかつて混同してた．おハズカシイ)．

# ビトロネクチンの分子性状を探る

## 1 ビトロネクチンの分布と合成

ここで，ビトロネクチンの分子性状の知識をまとめておこう (表3-1)．ビトロネクチンは，ヒト血清・血漿中に約0.2mg/mlの濃度で存在する糖タンパク質である．血液以外には，皮膚，血管，胎盤，腎炎の腎臓などの結合組織にある．

ビトロネクチンを合成する臓器は主に肝臓である．ビトロネクチンは肝臓で合成され，血液中に分泌される．アメリカのスクリプス研究所の**ザイファート** (D. Seiffert, 現・デュポンメルク研究所，図3-5) は，肝実質細胞に多量のビトロネクチンmRNAを検

表3-1 ビトロネクチンの要点

| | |
|---|---|
| 別　　　名 | Sタンパク質，血清中伸展因子(serum spreading factor)，エピボリン(epibolin) |
| 分 子 量 | 59〜78kD(SDS-PAGE) |
| 存在部位 | 血漿・血清中に約0.2mg/m$l$，皮膚・血管・胎盤の結合組織 |
| 結合分子 | ヘパリン，コラーゲン，補体C5b-7，トロンビン・抗トロンビンIII複合体，$\beta$-エンドルフィン，インテグリン($\alpha_V\beta_3$など)，プラスミノーゲン活性化因子阻害因子-1(PAI-1) |
| 生理活性 | ①細胞の基質への接着，②血液凝固・線溶系の調節，③補体作用の調節 |
| 酵素基質 | ①プロテインキナーゼ，②トランスグルタミナーゼ |
| cDNA(一次構造) | ：1985年決定 |
| 合　　　成 | 主に肝臓，肝細胞 |
| 疾　　　患 | 肝疾患と相関 |
| 医 薬 品 | 角膜上皮障害の治癒効果あり |

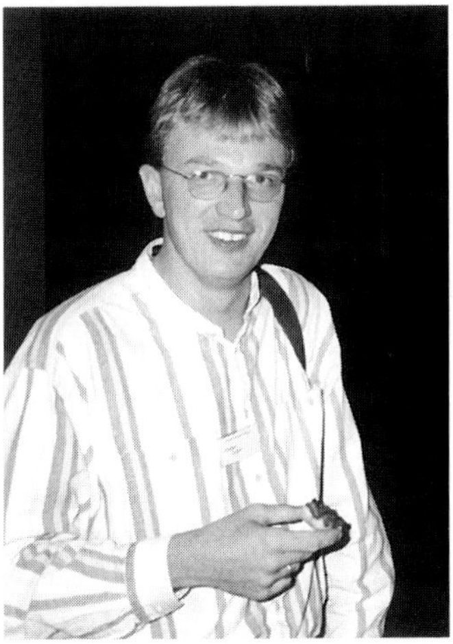

図3-5 ディートマー・ザイファート氏

出した．また，微量のビトロネクチンmRNAを脳や他の臓器にも検出していて，血液ビトロネクチンの機能以外に臓器特有のビトロネクチン機能があることを暗示している．たとえば，脳のビトロネクチンは，どう関係しているかは不明だが，神経細胞の分化やアルツハイマー病に関係していると提唱する研究者もいる．

## 2 ビトロネクチンの分子構造

　ビトロネクチンは，細胞外分泌タンパク質の特徴である**シグナル配列**（signal sequence）をもっていて細胞外に分泌される．シグナル配列というのは，細胞外に分泌される予定のタンパク質が細胞内で合成された時に見られる特徴的なアミノ酸配列である．N末端にある15〜30個の疎水性アミノ酸から成る配列で，シグナル配列があるとタンパク質は細胞外に分泌されると予測できる．タンパク質が細胞外に分泌されるとき，小胞体のシグナルペプチダーゼによって，たいていのシグナル配列は切り落とされる．

　ビトロネクチンのポリペプチド鎖は52kDで，生物種によってさまざまな量と質の**糖鎖**が結合している．SDS電気泳動による分子量は，ヒト・ビトロネクチンで75kDと65kDの2本のバンドを示す．65kDは75kDのC末端10kD部分が切断された分子である．後述するように，ヒトを含めたいろいろな動物では，この分子量は59〜78kDと動物種によるバラツキが大きい．結合糖鎖は動物種によってさまざまである．そのため，ビトロネクチンの機能に結合糖鎖は関係しないと考えられる．

　N末端側にPAI-1結合部位，ウロキナーゼレセプター結合部位がある（図3-6）．なお，PAI-1とウロキナーゼは次節で説明する．

　N末端側から45〜47番目のアミノ酸は**Arg-Gly-Asp**（アミノ酸一文字表記で**RGD**）である．RGD配列は，第2章で説明したように，いろいろなタンパク質に普遍的な**細胞接着活性**を担うアミノ酸配列である．細胞側のビトロネクチンレセプターである**インテグリン**（第4章で詳述）がこのRGD配列に結合する．ビトロネクチンの細胞接着部位はこのRGD部位しかない．フィブロネクチンやラミニン（第5章で詳述）がたくさんの細胞接着部位をもっているのと対照的である．

　分子の中央をみてみよう．アミノ酸配列の特徴としては，**ヘモペキシン**（hemopexin）というタンパク質の一次構造にみられる繰り返し構造がある．なお，ヘモペキシンはヘム〈鉄化合物〉を結合しヘムの代謝を担う血清中にあるタンパク質で，ビトロネクチン

```
結合リガンド
インテグリン
ヘパリン
コラーゲン
オステオネクチン, テネイシン
トロンビン-セルピン複合体
補体複合体
PAI-1
プラスミ(ノーゲ)ン
ウロキナーゼレセプター
連鎖球菌
多量体形成部位
```

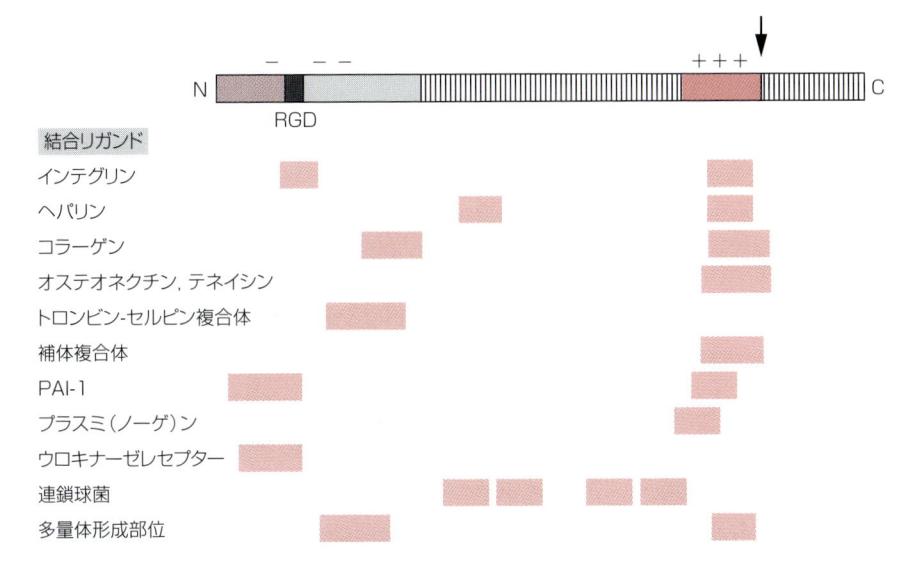

**図 3-6　ビトロネクチンのドメイン構造とリガンド結合部位**
ビトロネクチンは分子多型があり, 矢印のところで切断されるビトロネクチン分子と切断されないビトロネクチン分子がある

の機能とは全く関係ない.

　ビトロネクチン分子の中央のリガンド結合機能をみると, ビトロネクチン自身の多量体形成に必要な部位, コラーゲン結合部位, トロンビン-**セルピン**複合体結合部位(セルピン/SERPINs：活性部位にセリンがあるタンパク質分解酵素の活性を阻害するタンパク質の総称. 例：抗トロンビンⅢ), 細菌(連鎖球菌)結合部位, ヘパリン結合部位(次のドメインの方がヘパリン結合能が強い)がある. ただし, ビトロネクチン分子の中央の機能は, 先に述べたN末端側ドメイン, そして次に述べるヘパリン結合部位に比べ, 重要度が低い.

　C末端側の**ヘパリン結合部位**(アミノ酸残基番号348〜379, 図3-6の右側の赤色で示した部分)は, アミノ酸残基32個中14個が**塩基性アミノ酸**で, とても塩基性度が高い. つまり, プラスに帯電している. この部位がヘパリン(マイナスに帯電)と結合する. ヘパリン以外にも, インテグリン, コラーゲン, オステオネクチ

ン，テネイシン，補体の膜侵襲複合体，PAI-1，プラスミン（とプラスミノーゲン）などと結合し，反応性の高い部位である．自己会合に必要な部位でもある

### **3** ビトロネクチンの血液凝固・線溶の調節

ビトロネクチンは**血液凝固**系の調節タンパク質である**トロンビン**(**thrombin**：T)に作用する．

血液中のタンパク質分解酵素トロンビンはフィブリノーゲンを分解しフィブリンにする．フィブリンは分子間で会合し不溶性のフィブリン多量体を形成する．これが，血液凝固の基本プロセスである．血液中にトロンビンの活性を阻害するタンパク質である**抗トロンビンⅢ**(**anti-thrombin Ⅲ**：AT)がある．

名称がまぎらわしいが，抗トロンビンⅢは抗体ではない．抗トロンビンⅢは**セルピン**の一つである．通常の状態で自然にある血液タンパク質の一種である．血液凝固阻害剤として医療上使われているヘパリンは抗トロンビンⅢに結合し，抗トロンビンⅢのトロンビン活性阻害能を強く促進する．そのために，ヘパリンによって血液凝固が阻害されるのである．

ビトロネクチンはトロンビンと抗トロンビンⅢの会合体(**TAT**)に1対1で結合し，**STAT**(SはSタンパク質のS)を形成し，トロンビンの活性を抗トロンビンⅢの阻害作用から守ることが知られている．つまり，血液凝固を促進する方向である．

一方，ビトロネクチンは，線溶系のタンパク質に結合することも知られている．**プラスミノーゲン活性化因子阻害因子-1**(**plasminogen activator inhibitor-1**：**PAI-1**，パイワンと読む)である．

フィブリンが分子間会合し不溶性のフィブリン多量体を形成するのが血液凝固であると書いたが，フィブリン塊を溶かすタンパク質分解酵素が血液中にある．プラスミンである．プラスミンは，プラスミノーゲン活性化因子(あるいは**ウロキナーゼ**)によって血液中のプラスミノーゲンが分解して生じる．ここで，プラスミノーゲン活性化因子を阻害するタンパク質として，プラスミノーゲン活性化因子阻害因子が3種類知られている．このうちの一種が

プラスミノーゲン活性化因子阻害因子-1，つまり，PAI-1である．

PAI-1の活性は本来とても不安定である．一度活性化すると，*in vitro*では数時間で活性が半減する．しかし，PAI-1がビトロネクチンと結合すると，活性が安定する．したがって，ビトロネクチンはPAI-1の活性を安定化することでプラスミノーゲンの活性化を阻害し，ひいてはプラスミンの産生を抑え，最終的には**線溶**作用を抑える方向に作用している．

### 4 ビトロネクチンの生理機能

ビトロネクチンの生理機能のうち，細胞作用を，*in vitro*の実験結果を踏まえて整理すると図3-7のようになる．

ビトロネクチンの第1の生理機能は，細胞接着・伸展機能である．細胞外マトリックスに結合したビトロネクチンのRGD配列を，細胞表面のインテグリンが認識し，細胞接着と伸展が起こる．このプロセスは，第2章で述べたフィブロネクチンの細胞接着・伸展と基本的には同じである．フィブロネクチンとフィブロネクチ

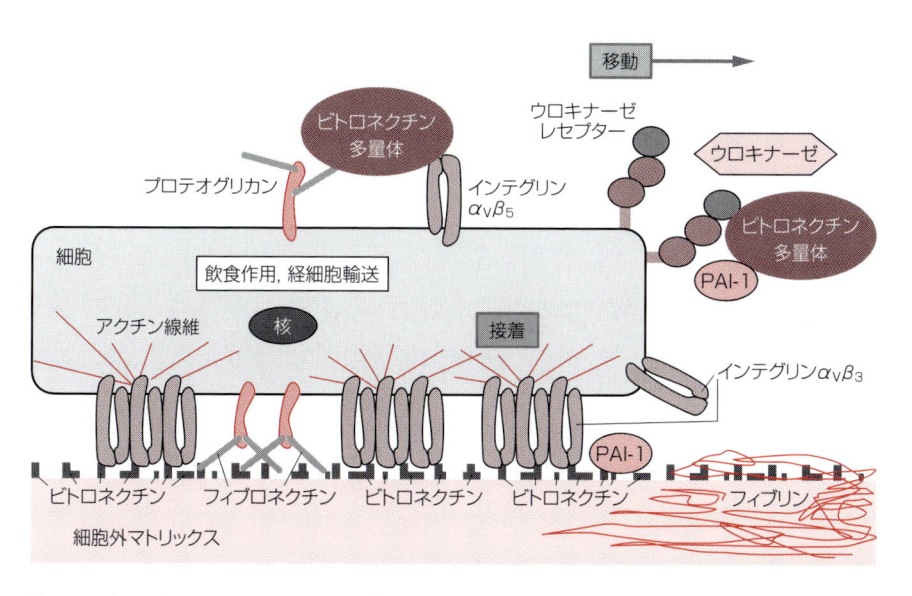

図3-7 **ビトロネクチンの細胞作用モデル**

ンレセプターの代わりに，ビトロネクチンとビトロネクチンレセプターが機能している．細胞接着を通して細胞の移動，さらに，その情報が核に伝わり，増殖，分化，遺伝子発現の制御を行っている．広義にいえば，発生分化での組織形態形成である．

　ビトロネクチンの第2の生理機能は，補体作用の調節である．内容は，少し前に述べたので繰り返さない．

　第3の生理機能は，血液凝固・線溶系である．これも前節で述べたので繰り返さない．

　第4の生理機能は，第9章で述べる「癌細胞の転移」にビトロネクチンが関与していることである．

　第5の生理機能として，さらに，神経機能にも何らかの生理作用があるのかもしれない．というのは，脳下垂体にあってストレスに伴い血中に放出されるβ-エンドルフィン（β-endorphin）にもビトロネクチンは結合するからである．β-エンドルフィンは，31残基のアミノ酸から成る鎮痛作用をもつペプチドなのだ．

　一方，1995年，ビトロネクチン遺伝子のノックアウトマウスが報告された．つまり，体内にビトロネクチンを合成できないマウスをつくったのだ．驚いたことに，ビトロネクチンがなくてもマウスは死なず重大な身体的欠陥も生じないことが報告された．

　で，「ビトロネクチンの生体内機能は何ですか？」と質問されると，本当のところ答えにつまってしまう．in vitroの結果から推察すると，細胞接着機能と血液凝固調節と免疫補体機能調節の3点が重要そうである．「一分子一機能」説でビトロネクチンを考えてみよう．3つのin vitroの作用が同時に発揮できそうなin vivoの状況とはどんな場なのだろうか？　創傷治癒の場の可能性が高そうである．傷ができると血液凝固系や免疫系が作動し，同じ場所ですぐに細胞接着，細胞移動，細胞増殖が作動するからである．実際，ビトロネクチンが創傷治癒を促進するというin vivoの報告もボチボチ出てきた．ただ，現代のバイオ科学は，遺伝子やタンパク質の一次構造を容易に知る方法論を手に入れたが，特定のタンパク質の生体内機能を知る方法論をもっているのだろうか，と考え込んでしまう．

# ビトロネクチン研究への筆者らの貢献

## 1 ビトロネクチンの「結んで開いて」理論の提唱

筆者らは1985年に，ビトロネクチンに関する最初の論文を書いた．日本人が日本から発表した最初のビトロネクチン論文である．つまり当時，日本では筆者ら以外に誰もビトロネクチン研究をしていなかった．筑波大学にいた筆者は，1983年にビトロネクチンの精製法が報告されるとすぐに，ビトロネクチンの研究を始めたのだ．

大学院生の赤間高雄（現・日本女子体育大学助教授）が苦労して精製してくれたビトロネクチンを使って，ビトロネクチンにはヘパリンに「結合する時」と「結合しない時」の2つの分子状態があることをつきとめた．この事実を土台にビトロネクチンの「結んで開いて」理論を提唱した（図3-8）．つまり，ビトロネクチンのヘパリン結合部位は，通常は分子内に隠れていて（「結んだ」状態），8M

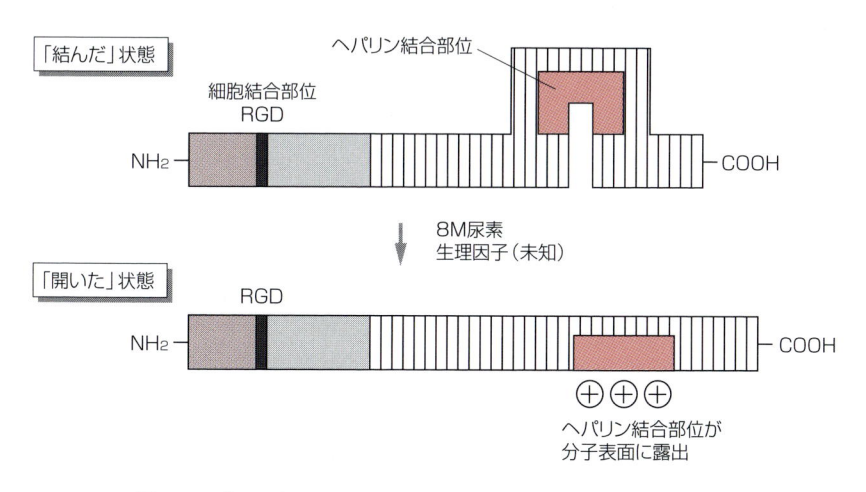

**図3-8　ビトロネクチンの機能的ドメイン構造と「結んで開いて」モデル**

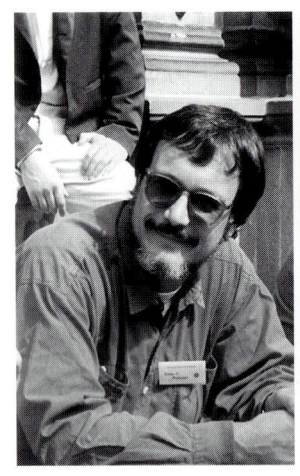

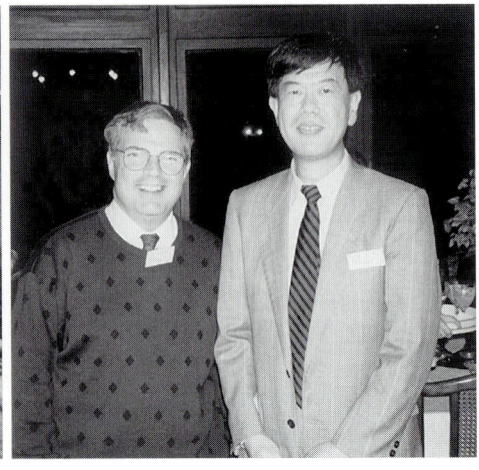

図3-9　クラウス・プライスナー氏(左)およびディーン・モーシャー氏(中)と筆者(右)

尿素などで活性化されると，分子表面に露出する(「開いた」状態)．この**「結んで開いて」理論**(**cryptic-to-open theory**)はその後いろいろなデータに支持され，現在は，生体内でビトロネクチンの機能を調節する仕組みと考えられている．ドイツ・マックスプランク研究所の**プライスナー**(K. T. Preissner, 図3-9)がザイファートとともに1998年に発表したモデル(図3-10)が示すように，世界中の研究者は，リガンド(トロンビン-セルピン複合体，ヘパリン，PAI-1など)が結合するとビトロネクチンの立体構造が変化することを認めている．見ればすぐにわかると思うが，このモデルは筆者らの提唱した「結んで開いて」理論が基本になっている．

### 2 ビトロネクチン精製法の開発に成功！

1985年にヒト・ビトロネクチンのcDNA構造が別の研究室から解明されたことは先に述べた．同年，細胞膜上のビトロネクチンレセプター(**インテグリン**$\alpha_v \beta_3$)も単離された．そのころ筆者は，今後，ビトロネクチン研究はビトロネクチンの生理機能の解明に向かうと考えた．では，ビトロネクチンの機能を研究するときの

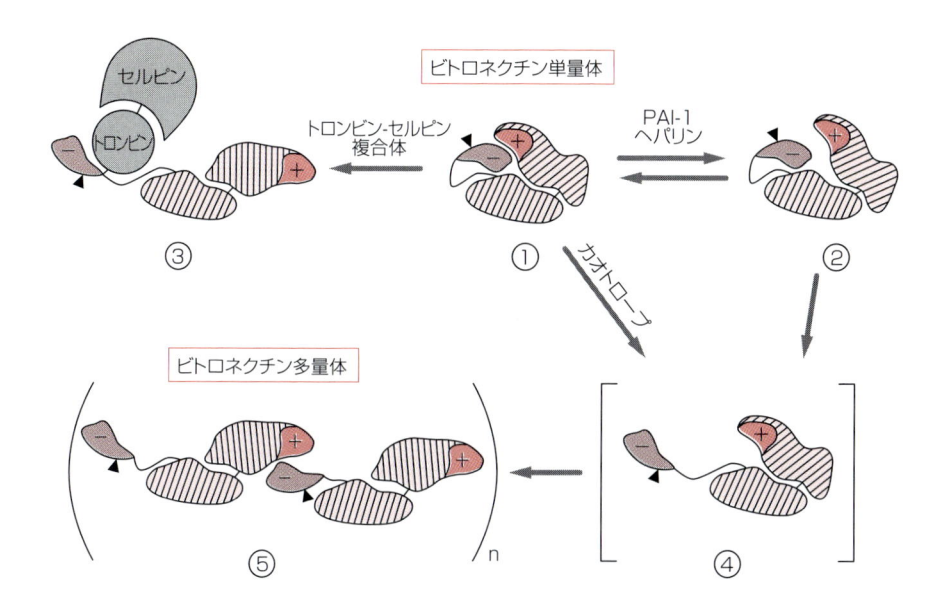

**図3-10 ビトロネクチンの構造変化モデル**
カオトロープは水溶液中の水分子のかご型構造を壊すイオンの総称で，一般的にタンパク質の高次構造を変化させる作用がある．単量体の「結んだ」状態（①）が，PAI-1やヘパリンと結合し，少し「開いた」状態（②）になる．この②は①に戻ることができる．さらに，単量体の「開いた」状態（④，存在は未証明）を通り，多量体の「開いた」状態（⑤）になる．単量体の「結んだ」状態（①）にトロンビン-セルピン複合体が結合しても「開いた」状態（③）になる．▲はRGD部位

最も困難な問題は何だろうか？　**研究では，現在最も困難な問題を解決することが重要である**…［ハヤシの第6法則］．その当時，実験をしていくうえで筆者らの悩みは，ビトロネクチンを精製することがとても大変であるということだった．ビトロネクチンの精製品なしに，ビトロネクチン分子の特性を知るのは難しい．

当時，ビトロネクチンの精製法は3つ4つ報告されていたが，論文に書いてある通りにできなかった（こういうことはよくあることだ）．また，どの精製法も時間がかかり，操作も煩雑であった．1 mgのビトロネクチンを精製するのに，うまくいったときでさえ3週間働きづめで，場合によっては6週間もかかった．そして，精製したビトロネクチンを数日で実験に使ってしまう．この1 mgのビトロネクチンはわずか5 mlの血清に含まれている量にすぎない．

出発材料の血清は何リットルも用意できるのに簡単な精製法がない．

　筑波大学生物科学系講師として研究していたある日，ふと思いついた．ビトロネクチンを「結んで」の状態のままヘパリン親和性カラムに通し，結合しない分画を集める．これを**8M尿素**で処理し，ビトロネクチンを強制的に「開いた」状態にすると，今度はヘパリン親和性カラムに結合するのではないかと．ヒト血清を材料にすぐ実験してみた．

　最終段階で8M尿素処理したヒト血清をヘパリン親和性カラムに通し，その結合画分を一本一本SDS電気泳動した．驚いたことに，予想がピタリと当たって，SDSゲルの中で純粋なビトロネクチンのバンドが青く染まって見えてきた．実験室の窓の外に見える筑波山が夕陽に映えて美しかった．この情景が今でも脳裏に焼き付いている．

　1988年，この画期的な精製法を論文として発表した．この方法を用いると，血清/血漿が10ml以上入手できたマウス，ラット，モルモット，ニワトリ，ウシなどすべての動物血清/血漿からビトロネクチンが精製できた（図3-11）．これがきっかけとなり，世界中の研究者は，実験動物を用いてビトロネクチンの研究をするようになった．

　1993年8月末，世界中のビトロネクチン研究者がドイツのマールブルグ市に集まり，「ビトロネクチンとそのレセプター」の第一回国際会議を開催した．ビトロネクチン研究の世界第一人者であるドイツ・マックスプランク研究所の**プライスナー**（K. T. Preissner，図3-9），それに，細胞接着分子の生化学の巨人であるアメリカ・ウィスコンシン大学の**モーシャー**（D. Mosher，図3-9）がオーガナイザーであった．

　筆者は日本からのただ一人の参加者で，招待講演者でもあった．ビトロネクチン研究の黎明期から付き合ってきた筆者としては，単独の研究テーマで国際会議を開けるまでビトロネクチンが発展してきたかと思うと感慨深い．会議終了後にドライブ旅行した南ドイツも素晴らしかった．

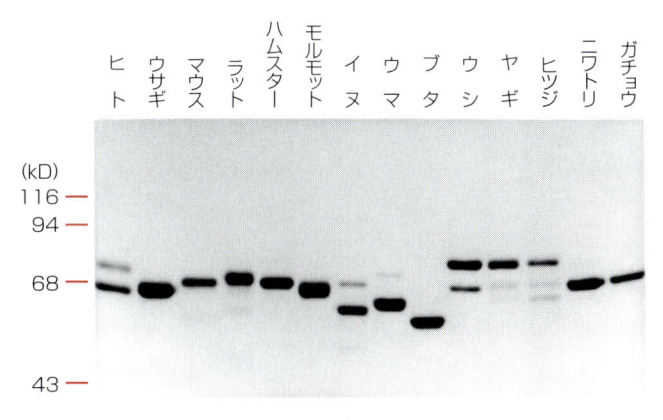

| 動物種 | 収量 (mg) | 分子量 (kD) |
|---|---|---|
| ヒト | 3.1〜5.6 | 76/68 |
| ウサギ | 6.7〜8.6 | 68 |
| マウス | 3.9〜5.9 | (80)/71 |
| ラット | 7.9 | 73 |
| ハムスター | 6.5 | 71 |
| モルモット | 2.4〜3.2 | 69 |
| イヌ | 0.5〜0.6 | 71/63 |
| ウマ | 1.3〜2.0 | 75/64 |
| ブタ | 2.4〜4.9 | 59 |
| ウシ | 1.5〜4.1 | 78/69 |
| ヤギ | 2.1 | 78〜65 |
| ヒツジ | 1.5〜1.9 | 78〜65 |
| ニワトリ | 5.1〜8.6 | 70/(65) |
| ガチョウ | 9.4 | 71 |

**図3-11** いろいろな動物血清から精製したビトロネクチンのSDS電気泳動像，収量，分子量
収量は動物血清100mlを出発材料としたときの回収ビトロネクチン量(mg)

## 3 基礎科学者もどんどん特許申請すべきだ

　筆者は，基礎研究といえども，研究成果を人々の幸福の役に立たせるまでもっていくのが研究者の責務であると思っている…［ハヤシの第7法則］．人々の幸福の役に立たない研究は個人的なもの

であって，国民の税金で支援すべきではない．それで，「ビトロネクチンの精製法」を論文として発表する前に**特許**にしようと考えた．当時，特許のとり方を知らなかったので，発明そのものをバイオ企業に売ってしまおうと考えた．それでいくつかのバイオ企業にビトロネクチンの特許をとりませんかと話したが，どの企業も関心を示さなかった．日本のバイオ企業は，新しいタンパク質であるビトロネクチンを評価できなかった．自力で新しい研究開発動向をつかみ，重要性を判断できる人材がいなかった．この状況は今でも変わっていないと思われる．筆者は，しかたなく自力でいろいろ苦労して特許を申請した．ナーニ，やれば自力で特許を申請できるのである．

しかし，メンドーであることも事実である．ツテを探るうちに，**文部科学省傘下**の**科学技術振興事業団**が特許化を支援する機関であることがわかった．そこに助けていただいて，筆者の「ビトロネクチンの精製法」は，日本だけでなく，アメリカ，ヨーロッパでも特許申請をした．

付録でアメリカの特許の探り方を書いたが，特許名にビトロネクチンと入っているアメリカの特許は，1976年～2000年の25年間で10件ある．そのうち，発明国が日本という特許を調べると，ナント，たったの1件しかない．そう，筆者の発明した特許が1件あるだけである．どうだ，エヘン(とえばっておきたい)．この発明は，実はアメリカの特許にはなったが日本の特許にはなっていない．日本の特許申請後，日本特許庁の審査員が学問的レベルの低い重箱のスミをつつくような問題をとりあげ筆者にツベコベといってきた．これに嫌気がさして，筆者は日本の特許を放棄してしまった．日本の特許庁審査員はレベルが低いゾ．

この特許を含め，筆者は4件の特許の発明者になっている(た)．特許は弁理士にお願いすれば1件の申請費用に約16万円の経費がかかる．収入としては，「ビトロネクチンの精製法」は数10万円の収入になったが，他の3件はゼロである．しかし，特許申請の経験を通して感じることは，基礎科学者も特許申請をすべきということだ．研究論文を出版するのと同じような手間がかかるが，研

究成果を自分の所有物（あるいは大学，国の所有物）として確保すべきである．**特許は研究費をくれる国や国民に対する研究者の義務である**…[*ハヤシの第7法則：補遺*]．大学側も，特許の書き方，申請法，維持の仕方などを教育すべきであろう．研究者社会も特許を研究業績とみなすべきである．

　特許申請に関心がある人は，科学技術振興事業団に気軽に問い合わせてみよう．ウェブサイト（http://www.jst.go.jp/）で「技術移転」の「特許化支援事業」を見てください．特許庁のウェブサイト（http://www.jpo.go.jp/）もなかなか親切である．

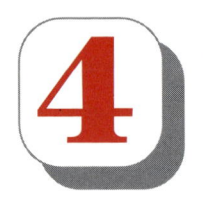

# 4 インテグリンものがたり

- ■インテグリンは細胞接着性タンパク質に対する細胞膜上のレセプタータンパク質である
- ■インテグリンは$\alpha\beta$ヘテロ二量体のタンパク質である
- ■16種類の$\alpha$と8種類の$\beta$があり，インテグリン分子種は22種類ある
- ■インテグリンは細胞外→細胞内，逆に細胞内→細胞外へ情報を伝達する

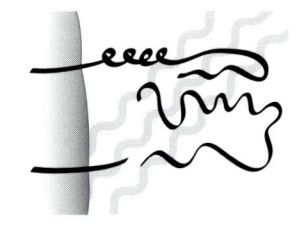

## インテグリンの発見

### 1 モノクローナル抗体でフィブロネクチンレセプターを発見

　1973年に細胞性フィブロネクチンが発見され，1976年にフィブロネクチンの細胞接着活性が発見された．アメリカのフィブロネクチン研究の動きはきわめて早かった．1980年代に入ると，フィブロネクチンの細胞接着作用をフィブロネクチン側だけでなく，細胞側からも研究する動きが出てきた．多くの研究者はフィブロネクチンが巨大なタンパク質なので，細胞表面にベタベタと非特異的に結合し，細胞接着が起こると考えた．つまり，細胞表面に特定のレセプタータンパク質があるとは思わなかった．
　ところが，一部の研究者は，1980年代初期，細胞膜成分全体を

抗原にした**ポリクローナル抗体**をつくり，**フィブロネクチンレセプター**を探そうとした．しかし，ポリクローナル抗体は抗原が純品でないと特異性の確かな抗体ができない．細胞膜成分全体では純品とはかけ離れている．

　1970年代，モノクローナル抗体の作製法が，ドイツのケーラー（J. F. G. Köhler）とアルゼンチンの**ミルシュタイン**（C. Milstein）によって開発された．1984年，この開発で彼らはノーベル賞をもらったが，1980年代初期に，モノクローナル抗体の作製技術は世界の先端的研究室に普及しはじめていた．**モノクローナル抗体**はその作製に手間と技術が要求されるものの，利点は大きい．3大利点を挙げると，第1に抗原が純品でなくても特異性の確かな抗体ができる．第2に同一抗体が無尽蔵につくれる．第3に抗原認識の特異性が高い．

　モノクローナル抗体の技術を利用して，アメリカのホルビッツ（A. Horwitz）やケン・ヤマダは，ニワトリ線維芽細胞の膜タンパク質に対するモノクローナル抗体をたくさんつくり，フィブロネクチン上での細胞接着を阻害する活性から，特定の**ハイブリドーマ**を**スクリーニング**した（図4-1）．つまり，フィブロネクチンレセプ

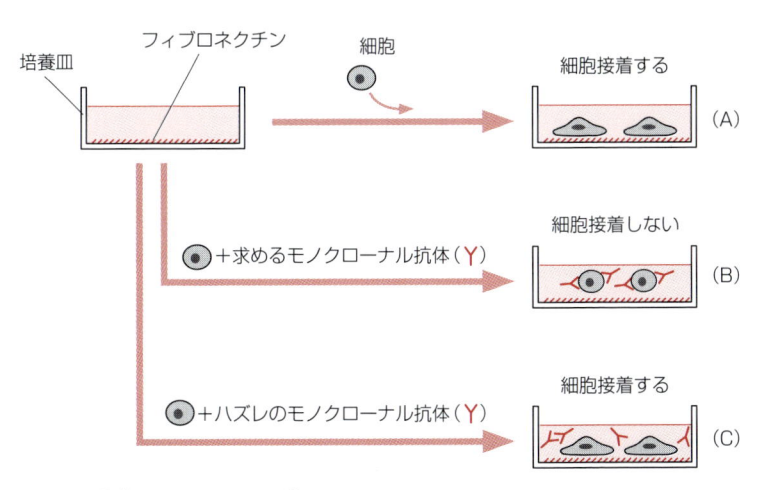

**図4-1　抗体のスクリーニング**

**図4-2 フィブロネクチンレセプターの単離（抗体カラム法）**

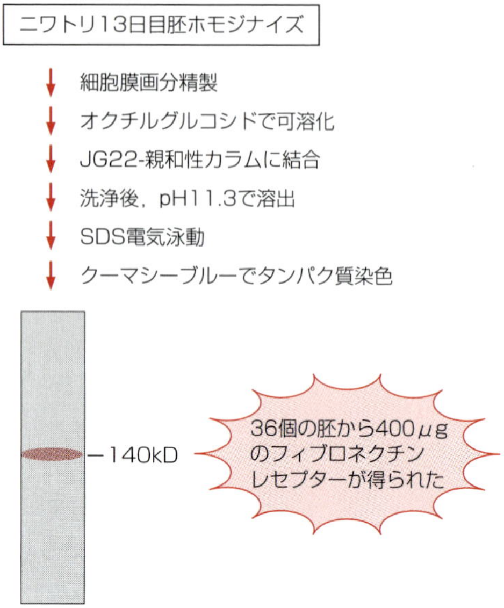

```
ニワトリ13日目胚ホモジナイズ
  ↓ 細胞膜画分精製
  ↓ オクチルグルコシドで可溶化
  ↓ JG22-親和性カラムに結合
  ↓ 洗浄後，pH11.3で溶出
  ↓ SDS電気泳動
  ↓ クーマシーブルーでタンパク質染色
```

— 140kD

36個の胚から400μgのフィブロネクチンレセプターが得られた

ターに対するモノクローナル抗体を得ようとしたのである．その結果，**JG22**や**CSAT**と命名された特定のモノクローナル抗体が得られた．

そこで，**ケン・ヤマダ**は，フィブロネクチンレセプタータンパク質をつかまえる目的で，JG22抗体を不溶性の担体に固定し，親和性カラムをつくった．この抗体カラムに，ニワトリ13日目胚組織から調製した細胞膜成分を結合させ，JG22が特異的に結合するタンパク質を検出した．還元剤なしのSDS電気泳動のタンパク質染色でみると，140kDの1本のバンドが得られた（図4-2）．

## 2 RGDペプチドでフィブロネクチンレセプターを発見

1985年，アメリカのラ・ホヤ癌研究所のルースラティ研究室で，パイテラ（R. Pytela，図4-3）は，画期的な方法によりフィブロネクチンレセプターを単離した（図4-4）．その前年の1984年に，フィブロネクチンの細胞接着部位がRGDモチーフと決定されたが，

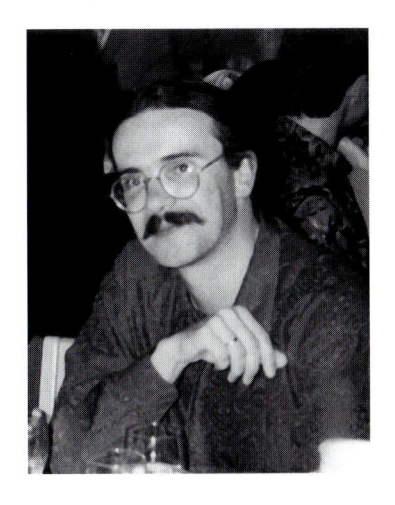

図4-3　ロバート・パイテラ氏

```
MG63ヒト骨肉腫（osteosarcoma）細胞（10⁸個）
↓ 細胞表面標識［¹²⁵I］
↓ 細胞膜画分を精製し，オクチルグルコシドで可溶化
↓ フィブロネクチン親和性カラムに結合
↓ GRGESP（1mg/ml），次いでGRGDSP（1mg/ml）で溶出
↓ 全分画をSDS電気泳動
↓ 銀染色とオートラジオグラフィー
```

A）銀染色　　　　　　　B）オートラジオグラフィー

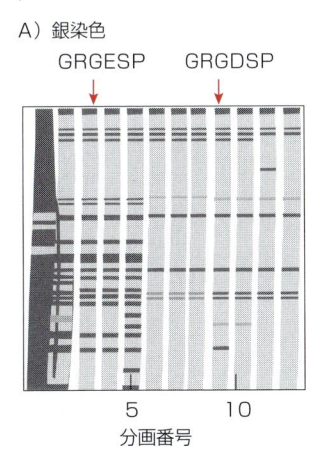

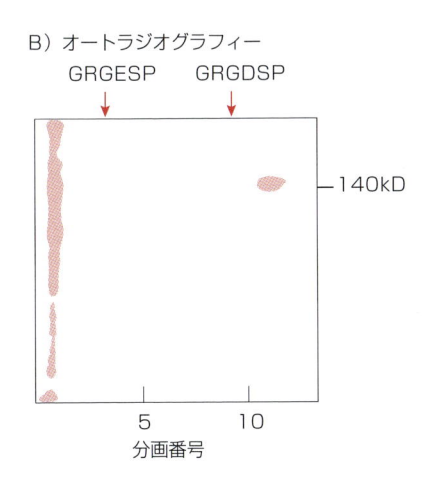

図4-4　フィブロネクチンレセプターの単離（RGDペプチドによる溶出）
銀染色はタンパク質を高感度に染色する方法．クーマシーブルー染色より高感度

これを利用したのである．**自分たちの発見・発明した研究成果を自分たちの次の研究に使うのが最早最強である…[ハヤシの第8法則]**．

まず，ヒト骨肉腫細胞であるMG63培養細胞を放射性同位元素[$^{125}$I]で**細胞表面標識**した．この細胞の膜分画を精製し，**オクチルグルコシド**（界面活性剤の一種）でタンパク質を可溶化し，フィブロネクチン親和性カラムに通した．ここまでは珍しい方法ではないが，カラムに結合したタンパク質を，なんと**GRGDSP**ペプチドで溶出したのである．つまり，フィブロネクチンのRGDモチーフに感受性の膜タンパク質を溶出するという実験デザインである．GRGDSPペプチドのコントロールペプチドである**GRGESP**で前洗いする実験デザインも心憎いではないか（図4-4）．

溶出されたタンパク質は，還元剤なしのSDS電気泳動で，分子量140kDの位置に泳動されてきた．もちろんコントロールペプチドのGRGESPではこの140kDタンパク質は溶出されない．また，140kDタンパク質は[$^{125}$I]で標識されているからもともと細胞表面にあったことになる．

当時，GRGDSPペプチドは，論文発表されたばかりのとても貴重なペプチドである（日本でも合成できたが高価！）．溶出液として湯水のように使うなどというゼイタクな発想はとても凡人には思いつかない．というか，思いついても，凡人には実行する勇気（金？）はない．ところが，自分の研究室で合成できれば高価ではない．現在では，購入してもこのペプチドはさほど高価ではない．あまり思いつめないで使える．

といっても，フィブロネクチンレセプターを溶出するだけなら，もっと便利な方法がある．フィブロネクチン親和性カラムに$Mn^{2+}$存在下でフィブロネクチンレセプターを結合させた後，EDTAで溶出する方法である．レセプター精製をするならこちらの方が安価で収量も多い．なお，**EDTA**（イーディーティーエーと読む）は，$Mn^{2+}$，$Mg^{2+}$，$Ca^{2+}$などの二価カチオンと強く結合し，これら二価カチオンの作用をなくすキレート剤の一種である．ペプチドに比べれば非常に安価である．

### 3 ハインズがcDNA塩基配列を決定しインテグリンと命名した

　ケン・ヤマダやルースラティがフィブロネクチンレセプタータンパク質の単離同定にやっきになっていた頃，ハインズは，全く別の角度から研究を進めていた．当時の新技術である遺伝子レベルからの解析をいち早く進めていたのである．モノクローナル抗体CSATと反応するタンパク質はフィブロネクチンレセプターなので，そのcDNAクローニングを行い，cDNA塩基配列を1986年に最初に発表した．**新しい実験技術の導入が新しい研究展開をもたらすのである**…[ハヤシの第9法則]．

　cDNA塩基配列から推察したレセプタータンパク質の一次構造には**膜介在配列**があった．つまり，フィブロネクチンレセプターは細胞膜を貫通する膜タンパク質である．この膜タンパク質は細胞外でフィブロネクチンに結合し，細胞内では別のタンパク質群を介してアクチン線維と結合する（第1章参照）．つまり，細胞外と細胞内を統合（integrate）する．このことから，ハインズは，フィブロネクチンレセプターを**インテグリン**（**integrin**）と命名した．

## インテグリンの構造とインテグリンファミリー

### 1 ビトロネクチンレセプターの発見

　**フィブロネクチンレセプター**が単離された1985年に，同じルースラティ研究室から，同じヒト骨肉腫細胞MG63を使って，分子量125kDと115kDの**ビトロネクチンレセプター**が単離された．フィブロネクチンレセプターを単離したときと異なる点は，フィブロネクチン親和性カラムの代わりにGRGDSPペプチドを固定化した親和性カラムを用いたことである．フィブロネクチンの細胞接着配列GRGDSPを用いたのに，フィブロネクチンレセプターがとれずビトロネクチンレセプターだけがとれるのは，少し考えると変である．少し考えると変なら，深く考えてみよう．

事実は，GRGDSPペプチドなどの短いペプチド中のRGD配列にはビトロネクチンレセプターのみが結合し，フィブロネクチン分子という長いペプチド中のRGD配列にはフィブロネクチンレセプターのみが結合する．その理由の1つとして，RGDという短いペプチドでも，その立体構造が重要だといわれている．短いペプチド中のRGD配列と長いペプチド中のRGD配列はその立体構造が異なるというのだ．

とにかく，1986年，このビトロネクチンレセプターのcDNA塩基配列も解明された．すると驚くことに，フィブロネクチンレセプター（つまりインテグリン）の塩基配列とよく似ていたのである．

同じようにして，1986年以降フィブロネクチンレセプターとホモロジー（アミノ酸配列あるいは塩基配列の類似性）のあるcDNAクローンがどんどん見つかってきた．そこで，インテグリンをフィブロネクチンレセプターに限定せず，フィブロネクチンレセプターにホモロジーのあるタンパク質群を総称してインテグリンと呼ぶようになった．

## 2 インテグリン分子の構造

インテグリンは，実は，$\alpha$と$\beta$の2つのサブユニットが1：1で会合している糖タンパク質である．先に，還元剤なしで140kDの1本のバンドと述べたときは，実は2本のバンドが重なって1本に見えていたことになる．たくさんあるインテグリンを区別するには$\alpha$と$\beta$に下つきの数字や文字をつけて分類する．たとえば，フィブロネクチンレセプターの代表格は$\alpha_5\beta_1$であり，ビトロネクチンレセプターの代表格は$\alpha_v\beta_3$である．インテグリンの一般的な構造を図4-5に示す．

**インテグリン$\alpha$鎖**は，1,000～1,200個のアミノ酸から成る分子量120～180kDの糖タンパク質で，16種類報告されている．分子中央からN末端側にDXDXDGXXD（Xは任意のアミノ酸）を基本構造とする配列が3～4個あり，これが二価カチオン結合部位である．$\alpha_1$，$\alpha_2$，$\alpha_L$，$\alpha_M$，$\alpha_X$は約200個のアミノ酸から成る**I ドメイン**がある（inserted，「挿入された」の意）．$\alpha_3$，$\alpha_5$，$\alpha_6$，$\alpha_{IIb}$，

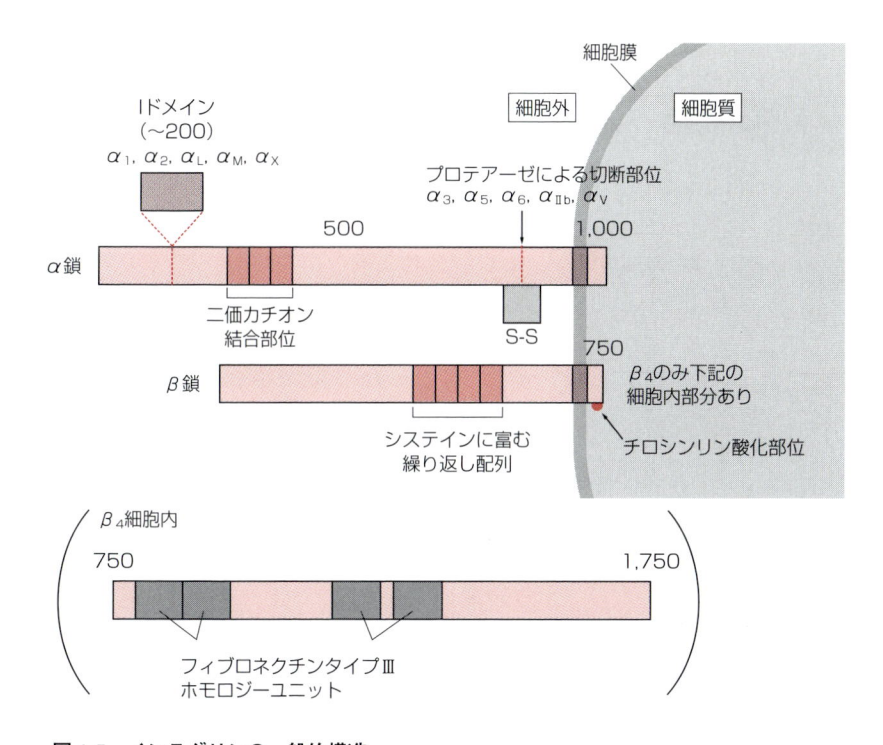

**図4-5 インテグリンの一般的構造**
インテグリン$\beta_4$のみカッコで示した大きな細胞質部分がある

　　　　$\alpha_V$は膜貫通部位近くで切断されているが，S-S結合でつながっている．このため，$\alpha_3$，$\alpha_5$，$\alpha_6$，$\alpha_{IIb}$，$\alpha_V$はSDS電気泳動の還元剤ありなしで移動位置が変化する．

　　**インテグリンβ鎖**は通常約750個のアミノ酸から成る分子量90〜110kDの糖タンパク質で，8種類報告されている．このうち$\beta_4$だけは例外的な分子で，細胞質にさらに約1,000個のアミノ酸から成る部分がある．どれも，細胞外にシステインに富む4つの繰り返し構造がある．このシステイン高含有領域があるため，β鎖を還元剤なしでSDS電気泳動すると，泳動位置は約140kD付近になる．β鎖の細胞質領域にはリン酸化されるチロシンがあり，インテグリンの機能調節に重要である．

　　なお，機能との関係はつかめていないが$\alpha_3$，$\alpha_6$，$\beta_1$，$\beta_3$，$\beta_4$

には**選択的スプライシング**が起こる．

## 3 インテグリンは22種類ある：インテグリンファミリー

インテグリンは，16種類の$\alpha$サブユニットが8種類の$\beta$サブユニットと結合していると述べた．しかし，両サブユニットをすべて組み合わせると$16 \times 8 = 128$となり，128種類のインテグリンが理論的には可能である．しかし，現在，22種類のインテグリンしか知られていない．$\alpha$サブユニットと$\beta$サブユニットの組み合わせパターンを図4-6に，インテグリンのリガンド（ここでは結合接着分子），生理機能，関連する疾患を表4-1に示す．

インテグリンの特徴は以下のようである．

第1に，1種類のインテグリンに多種類の**リガンド**が結合する．たとえば，インテグリン$\alpha_1\beta_1$はラミニン-1とコラーゲンに結合する．逆にリガンドの側から見ると，1種類のリガンドに多種類のインテグリンが結合する．たとえば，フィブロネクチンは$\alpha_5\beta_1$だけでなく，$\alpha_4\beta_1$，$\alpha_8\beta_1$，$\alpha_{IIb}\beta_3$，$\alpha_v\beta_1$，$\alpha_v\beta_3$，$\alpha_v\beta_6$の計7種類のインテグリンに結合する．つまり，1種類から多種類のリガンドに対して，1種類から多種類のインテグリンが入り乱れて結合する．ホルモンとそのレセプターに見られるような1：1の特異的結合ではない．多：多の結合である．

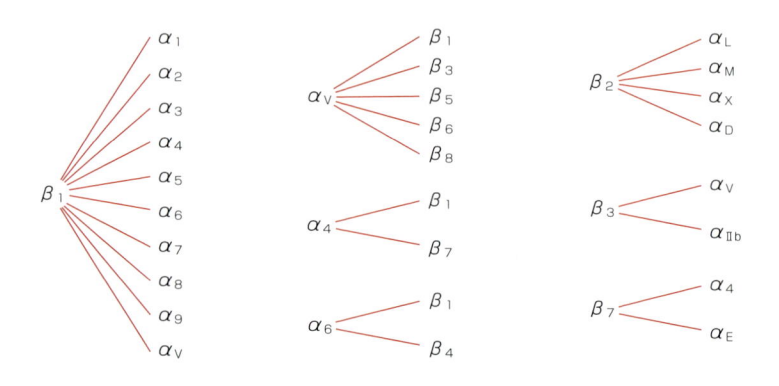

**図4-6　インテグリン$\alpha\beta$サブユニットの組み合わせ**

表4-1 インテグリン一覧表

| インテグリン(別名) | 結合する接着分子 | 生理機能 | 関連する疾患 |
|---|---|---|---|
| $\alpha_1\beta_1$ (VLA-1) | ラミニン-1, コラーゲン | 神経突起伸長, リンパ球浸潤 | 同種移植病 |
| $\alpha_2\beta_1$ (VLA-2) | ラミニン-1, コラーゲン | 血小板凝集, 癌の浸潤・転移 | 心臓脈管の疾患(?) |
| $\alpha_3\beta_1$ (VLA-3) | ラミニン-5 | 腎臓, 肺の形態形成, 癌の浸潤・転移 | 糸球体炎 |
| $\alpha_4\beta_1$ (VLA-4) | VCAM-1, FN, MAdCAM-1, TSP | リンパ球, 単球, 好酸球の炎症部位への遊走 | 気管支炎, 多発性硬化症 |
| $\alpha_5\beta_1$ (VLA-5) | FN | 細胞の移動, 細胞増殖, FNマトリックスの形成 | 炎症性腸疾患 |
| $\alpha_6\beta_1$ (VLA-6) | ラミニン-1, 2, 3, 5 | 上皮細胞の極性, 神経突起伸長, 癌の浸潤・転移 | 炎症性腸疾患, ヒルシュスプルング病 |
| $\alpha_6\beta_4$ | ラミニン-5 | 上皮細胞におけるヘミデスモソーム形成 | Herlitz型水痘性表皮剥離症 |
| $\alpha_7\beta_1$ | ラミニン-1 | 骨格筋の形成や恒常性の維持 | 筋ジストロフィー |
| $\alpha_8\beta_1$ | FN, VN, テネイシン-C | 腎臓の形態形成, 神経細胞のシナプス形成 | 報告なし |
| $\alpha_9\beta_1$ | テネイシン-C | 気管上皮に発現 | 報告なし |
| $\alpha_{IIb}\beta_3$ (GPIIb/IIIa) | Fbg, FN, vWF, VN | 血小板の粘着・凝集, 止血血栓形成 | 血小板無力症 |
| $\alpha_V\beta_1$ | FN, VN | 細胞の移動, 癌細胞の基質への接着 | 報告なし |
| $\alpha_V\beta_3$ | VN, Fbg, vWF, TSP, FN, OPN | 創傷治癒, 血管新生, 骨再生など | 増殖性糖尿病性網膜症, 手足口病 |
| $\alpha_V\beta_5$ | VN | 血管新生, 上皮の再構築 | 増殖性糖尿病性網膜症 |
| $\alpha_V\beta_6$ | FN, テネイシン-C | 上皮の形成, 創傷治癒 | コクサッキーウイルス感染症 |
| $\alpha_V\beta_8$ | VN, ラミニン-1, コラーゲン | 神経突起伸長 | 報告なし |
| $\alpha_L\beta_2$ (CD11a/CD18, LFA-1) | ICAM-1 | 白血球の接着・走化性に関与, 免疫寛容の誘導 | 白血球粘着不全症 |
| $\alpha_M\beta_2$ (CD11b/CD18, Mac-1) | Fbg, ICAM-1 | 好中球/単球と血管内皮との接着 | 敗血症, 動脈硬化, バセドウ病 |
| $\alpha_X\beta_2$ (CD11c/CD18, p150/95) | Fbg | 単球/顆粒球と血管内皮との接着 | 白血球粘着不全症 |
| $\alpha_D\beta_2$ | ICAM-1 | 動脈壁の泡沫細胞の機能との関連 | 動脈硬化 |
| $\alpha_4\beta_7$ | MAdCAM-1, VCAM-1 | リンパ球のホーミング現象 | 炎症性腸疾患 |
| $\alpha_E\beta_7$ | E-カドヘリン | リンパ球のホーミング現象 | クローン病 |

FN:フィブロネクチン, VN:ビトロネクチン, TSP:トロンボスポンジン, OPN:オステオポンチン, Fbg:フィブリノーゲン, vWF:フォンビルブランド因子, VCAM-1:vascular cell adhesion molecule-1, ICAM-1:intercellular adhesion molecule-1, MAdCAM-1:mucosal adressin cell adhesion molecule-1

第2に，細胞側に立ってみると，単一の細胞が複数のインテグリンを発現しているのが通常である．もちろん，単一の細胞が，他の複数の細胞接着分子を発現している．

第3に，インテグリン分子の環境がインテグリン結合特異性に影響を与える．たとえば，同じインテグリン $\alpha_2\beta_1$ でも，血小板上に発現したときはコラーゲンにしか結合しないが，血管内皮細胞に発現したときはコラーゲンとラミニンの両方に結合する．

第4に，インテグリンが結合する接着分子は細胞外マトリックス分子だけではない．たとえば，インテグリン $\alpha_E\beta_7$ は細胞膜分子であるE-カドヘリンに結合する．

第5に，表4-1には示していないが，インテグリンが接着分子に結合する部位は**RGD配列**とは限らない．たとえば，インテグリン $\alpha_2\beta_1$ はDEGA，$\alpha_4\beta_1$ と $\alpha_4\beta_7$ は**EILDV**，$\alpha_x\beta_2$ はGPRPなどである．cDNA塩基配列のホモロジーの高さからインテグリンと同定されたものの，結合部位どころか結合接着分子さえ見つかっていないインテグリンもある．

第6に，インテグリンは $\alpha$ や $\beta$ の種類に基づいて機能的分類ができるのか？　一部はできるが，統一的にはできない．分類できるグループは $\beta_2$ インテグリンのグループで，$\beta_2$ は白血球に特異的に発現する．

## 4 CD，VLA，GPもインテグリンだった

インテグリンは細胞接着とは関係ない研究分野でも発見された．そのため，別の名称が3群ある．

第1に，まず**CD番号**を説明しておこう．**CD**(**cluster of differentiation**，**分化クラスター**)とは，**白血球**の細胞表面の抗原で，**免疫系細胞**の**分化マーカー**として同定された命名法である．そのうちのいくつかがインテグリンのサブユニットに相当していた．よく使われるCD番号をインテグリンのサブユニットの後ろの（　）に加えて表記すると，$\beta_2$ (CD18)，$\alpha_L$ (CD11a)，$\alpha_M$ (CD11b)，$\alpha_X$ (CD11c)である．また，$\beta_1$ はCD29，$\alpha_1$〜$\alpha_6$ はCD49a〜CD49f，$\alpha_v$ はCD51，$\alpha_{IIb}$ はCD41，$\beta_3$ はCD61である．

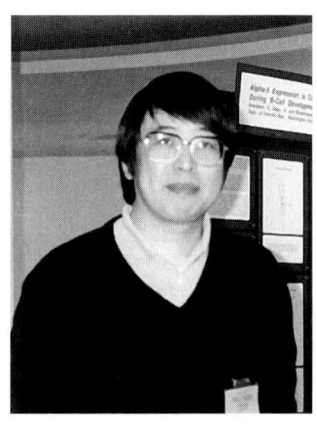

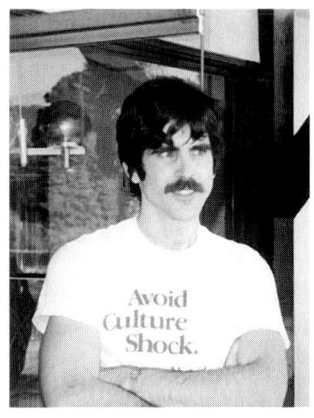

図4-7　高田義一氏（左）とマーチン・ヘムラー氏（右）

　第2に，インテグリンに対して**VLA**（very late antigen）という別称もよく使われた．VLAシリーズは，**Tリンパ球**を活性化した後，かなり遅れて発現する一群の表面抗原の名称である．アメリカ・ダナファーバー癌研究所の**高田義一**(たかだ)（現・スクリプス研究所，図4-7）とヘムラー（M. Hemler，図4-7）は分子免疫学という細胞接着とは異なる分野で研究していた．1987年，VLAのcDNA塩基配列を決定したところ，驚くことに，インテグリン$\beta_1$グループのいくつかと同じであったのだ．たとえば，VLA-1はインテグリン$\alpha_1\beta_1$である．この発見で，免疫細胞におけるインテグリンの機能および細胞接着機能が多いに注目された．

　第3に，GPⅠaや**GPⅡb/Ⅲa**などの名称である．**血小板**の膜にある糖タンパク質群は血小板の機能にとって重要だと考えられた．しかし，その機能がわからないママ，SDS電気泳動で主要な膜糖タンパク質が同定されていった．その過程で，血小板膜の糖タンパク質群は，SDS電気泳動ゲルの泳動バンドの位置から順番に番号がつけられた．これが**GP命名法**シリーズで，GPという名は糖タンパク質（glycoprotein）に由来している．現在の知見では，GPⅡb/Ⅲaはインテグリン$\alpha_{\mathrm{IIb}}\beta_3$である．この発見で，血小板の血液凝固作用はインテグリンの細胞接着機能として捉えられ，研究は

多いに注目された.

このように，インテグリンはわかってみると，別の分野で研究されていたタンパク質と同一であった.

その他のインテグリンとして，ショウジョウバエのPSA-1，PSA-2がある．PSAはposition specific antigen（位置特異抗原）で，イギリスのウィルコックス（M. Wilcox, 1993年若くして急逝）が，ショウジョウバエの初期発生胚の形態形成に関与する抗原として見出した．cDNAクローニングしてみると，PSA-1とPSA-2は$\beta$が共通のインテグリン$\alpha\beta$ヘテロ二量体であった．1965年に発見されたショウジョウバエの突然変異体myospheroidは，筋肉が体壁に接着できず生後24時間で死ぬが，これはPSAの$\beta$サブユニット欠損症であった．また，植物にもインテグリンがあるといわれている．

## 5 インテグリンのリガンド結合部位を探せ！

フィブロネクチンの細胞接着部位の1つがRGDモチーフと決定されたのと同様に，インテグリンのフィブロネクチン結合部位もオリゴペプチドまで絞れるだろうか？ 最もよく解析されたのは，**血小板膜上のインテグリン$\alpha_{\mathrm{IIb}}\beta_3$のフィブリノーゲン結合部位**である．しかし，今のところ，おおまかな活性部位領域がわかったにすぎない．その解析過程を以下に述べてみよう．

第1のアプローチは，**二価性クロスリンカー**を用いた解析である．二価性クロスリンカーというのは，化合物分子の両端に反応性の高い反応基を仕込んだ低分子の有機合成化合物である．2つの分子を共有結合でつなぐ（cross-link）ことができる．フィブリノーゲンの細胞接着モチーフである**RGD**や**KQAGDV**を含むペプチドを放射性同位元素で標識し，さらに，片方の反応基を使って二価性クロスリンカーを仕込んでおく．

インテグリン$\alpha_{\mathrm{IIb}}\beta_3$にこのペプチドを自然の状態で結合させた後，仕込んでおいた二価性クロスリンカーの残りの反応基を活性化し（たとえば，光照射で），このペプチドをインテグリン$\alpha_{\mathrm{IIb}}\beta_3$に強制的に共有結合させてしまう．強制的に結合させられた部位

は当然ながらペプチドが結合した部位のごく近くのハズである．

共有結合したインテグリン $\alpha_{IIb}\beta_3$ をプロテアーゼで細かく切断する．インテグリン断片のうちペプチドが結合している断片は，ペプチドの放射性同位元素を指標に簡単に見つけられる．その断片を精製しアミノ酸配列を調べる．そのアミノ酸配列が，すでにわかっているインテグリン $\alpha_{IIb}\beta_3$ の全アミノ酸配列のどこに相当するかをみると，RGDやKQAGDVペプチドがインテグリン $\alpha_{IIb}\beta_3$ のどこに結合していたかがわかる．

実験の結果，KYGRGDSペプチドはインテグリン $\alpha_{IIb}\beta_3$ の $\beta_3$ 鎖の109～171番のアミノ酸に結合することが判明した（図4-8）．こ

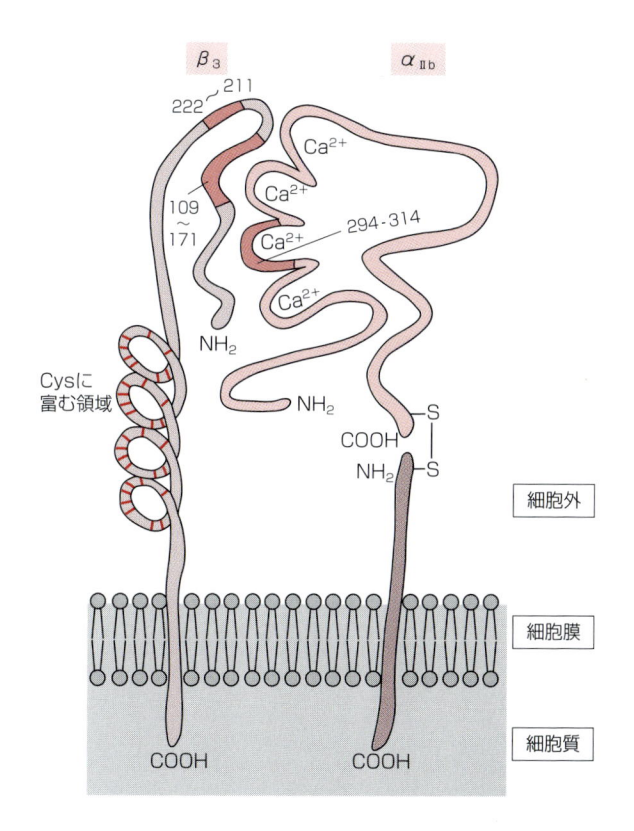

**図4-8 インテグリンの立体構造とリガンド結合部位**

の部位は将来もっと狭められるだろう．一方，KYGGHHLGG-KQAGDV ペプチドで，$α_{IIb}$鎖の294～314番のアミノ酸もリガンド結合部位であることが判明した（図4-8）．

　第2のアプローチは，**血小板無力症**（Glanzmann's thromboasthenia）というヒト患者の血小板の解析である．こういうと「人間をなんだと思っているのだ！」と思うかもしれないが，ヒト疾患は自然が与えてくれた変異の宝庫である．この患者の血小板は，インテグリン$α_{IIb}β_3$を発現しているが，血小板凝集能力を欠損している．これはインテグリン分子のリガンド接着力が弱いために起こる異常である．この患者のインテグリン遺伝子を**PCR法**で増幅しその塩基配列を調べた．なお，**PCR法**（ピーシーアール法と読む，polymerase chain reaction，複製連鎖反応ともいう）というのは，DNAの指定領域を大量に in vitro 合成する方法で，アメリカのマリス（K. B. Mullis）とスミス（M. Smith）が開発し，そのことで，1993年ノーベル賞を受賞した．

　実験の結果，血小板無力症の患者のインテグリンに，$β_3$鎖の119番目のアミノ酸AspがTyrに置換しているケース（**CAM変異**）と，同じく$β_3$鎖の214番目のArgがGlnに置換しているケース（**ET変異**）が見つかった．したがって，$β_3$鎖の119番目のAspと214番目のArgが，インテグリンのリガンド接着機能に必須であるといえる．

　以上の知見を中心に，他の知見も合わせて考えてみると，図4-8の濃く着色した部分がインテグリン$α_{IIb}β_3$のリガンド結合部位と推定される．図では，濃く着色した部分を，一見，分子内にあるように描いたが，実際は三次元構造をとって分子表面に露出している．

　これらは，インテグリン$α_{IIb}β_3$のRGDモチーフ，KQAGDVモチーフへの結合部位だが，前述したように，他のインテグリンでは他のモチーフを認識するケースもある．インテグリンによっては認識モチーフが解明されていないケースさえある．インテグリンのリガンド結合部位がもっともっと解明されると，また新しい状況が見えてくるだろう．

## 6 白血球粘着欠陥症-I型(LAD-I)：インテグリン$\beta_2$の疾患

インテグリン分子異常が原因で起こる疾患として，**血小板無力症**(**Glanzmann's thromboasthenia**)と**白血球粘着欠陥症-I型**(LAD-I, **leukocyte adhesion deficiency** type-I)，**アンカー病**(**Anchor disease**)が知られている．血小板無力症はインテグリン$\alpha_{IIb}\beta_3$の異常が原因で血小板凝集能力を欠損しているヒトの疾患で，前節で述べたのでここでは触れない．

1987年，ハーバード大学の**スプリンジャー**(T. A. Springer，図4-9)は，微生物の感染がひどくて傷がなかなか治らない疾患は，白血球のインテグリンであるLFA-1，Mac-1，p150/95の$\beta_2$鎖分子が異常なために，好中球の粘着異常，好中球の遊走・貪食不全，リンパ球機能不全になることをつきとめた．それで，これらを白血球粘着欠陥症-I型(LAD-I)と命名した．なお1992年，**セレクチン・リガンド**のsLe$^x$(第8章)が異常なため白血球粘着異常を示す少年が2人見つかり，これを**白血球粘着欠陥症-II型**(LAD-II, leukocyte adhesion deficiency type-II)と呼んでいる．

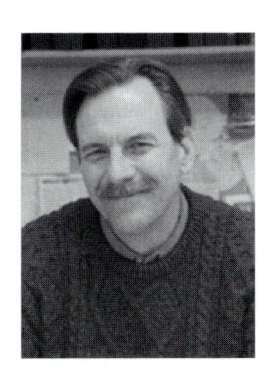

図4-9 ティモシー・スプリンジャー氏

# トランスメンブレンコントロール，細胞内情報伝達，シグナリング

## 1 トランスメンブレンコントロールとは何か？

　フィブロネクチンをコートした培養皿に細胞を播くと，細胞は培養皿に接着し伸展する．このとき，細胞表面のインテグリンを介して，細胞内では細胞骨格の一種である**アクチン線維**が束になって配向し，いわゆる**ストレスファイバー**（**stress fiber**）を形成する．他の細胞骨格である**微小管**や**中間径線維**も細胞接着・伸展に関与するという報告もあるが中心はアクチン線維である．それで，本書ではアクチン線維に絞って話を進める．

　細胞が**細胞外マトリックス**（あるいは**基質**）と接着している部域を**接着斑**（adhesion plaque，focal adhesion，次節でもっと説明）という．この接着斑を介して，細胞の移動，分化，増殖，分裂，細胞周期，アポトーシス（apotosis，細胞死），足場依存性などの細胞内機能が，細胞外にある細胞接着分子によって調節されている．「接着斑」を介すということは広義には細胞膜を介すということなので，これらの調節を**トランスメンブレンコントロール**と呼ぶ．また，調節の実態は生物情報を細胞内に伝えることなので，単に**細胞内情報伝達**とか**シグナリング**（signaling）とも呼ぶ．

　ここで最初に述べておくが，インテグリンを介した細胞内情報伝達では，細胞の外からインテグリンを介して細胞質へと情報が伝わるのは容易に想像がつく（図4–10）．

　細胞の外からインテグリンを介して細胞質へと情報が伝わる情報の流れを「**外から内へ**」（アウトサイドイン：**outside-in**）と呼ぶ．インテグリンを介した細胞内情報伝達では，逆方向の情報の流れもある．細胞の中から細胞外の機能を調節できるということである．つまり，細胞内の変化が細胞外に及ぶということである．端的にいえば「**内から外へ**」（インサイドアウト：**inside-out**）の情報伝達系があるということである．

**図4-10 インテグリンを介したトランスメンブレンコントロール**

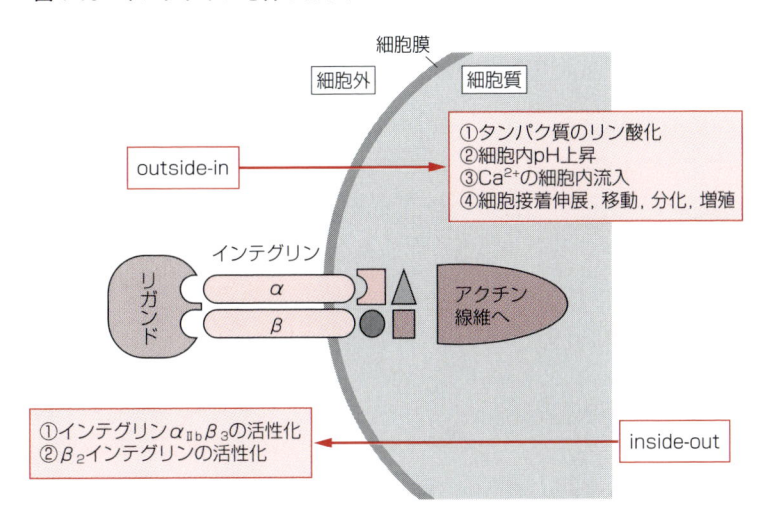

細胞外 / 細胞膜 / 細胞質

outside-in →
① タンパク質のリン酸化
② 細胞内pH上昇
③ $Ca^{2+}$の細胞内流入
④ 細胞接着伸展，移動，分化，増殖

リガンド — インテグリン（α，β）— アクチン線維へ

① インテグリン$α_{IIb}β_3$の活性化
② $β_2$インテグリンの活性化
← inside-out

　インテグリンの「外から内へ」の情報伝達系は外部にあるフィブロネクチンやビトロネクチンが細胞に作用することから容易に推察できる．一方，「内から外へ」の情報伝達系があることはわかりにくい．それで簡単な一例を挙げる．基質に接着・伸展している細胞は，細胞分裂時に，核内のプログラムに応じて細胞骨格の配向を崩す．この細胞内の変化に応じて「内から外へ」の情報伝達系が働き，基質への接着・伸展を解き，細胞は丸くなって細胞分裂を進める．細胞分裂終了後は再び，基質へ接着し，細胞骨格を配向し伸展する．

　なお，細胞が接着する時や移動する時，細胞は細胞表面から細胞突起を出す．突起の形態によって，それらは**糸状仮足**（フィロポディア，**filopodia**），**帯状仮足**（ラメリポディア，**lamellipodia**），**波状仮足**（メンブレンラッフリング，**membrane ruffling**）と呼ばれる．突起は必ずしも細胞外マトリックスに接着しないが，それらの先端には接着斑と同じ構造ができている．

## 2 インテグリンの細胞質ドメインの構造と機能

　少し前の節で，インテグリンの細胞外ドメインのどの部分に細

胞接着分子が結合するか,アミノ酸レベルの解析を紹介した.ここでは,細胞質ドメインの解析例を紹介しておこう.

　細胞質ドメインの重要性を研究するには,細胞質ドメインを削る,あるいは変化した分子をつくり,その機能を元の分子と比べればいい.ここではインテグリン$\alpha_5\beta_1$を取り上げよう.ニワトリ・インテグリン$\alpha_5\beta_1$の$\beta_1$の細胞質ドメインに変化を加え,マウスNIH3T3細胞に発現させる.その時,$\beta_1$の細胞外ドメインは何ら操作しない.ニワトリ・インテグリン$\beta_1$は,マウスNIH3T3細胞のインテグリン$\alpha_5$と会合して$\alpha_5\beta_1$となり,細胞外にあるフィブロネクチンに反応して接着斑を形成すると予想できる.ところが,実験の結果,ニワトリ・インテグリン$\beta_1$の細胞質ドメインを削ってしまうと,このインテグリンは接着斑に集まらなかった.対照実験で,細胞質ドメインを削らなければ**接着斑**に集まることは確認済みである.

　細胞質ドメインを取ってしまうのはドメインという塊がなくなったための変化かもしれない.それで,ドメインという塊を残したまま実験をしたい.となると,細胞質ドメインを別の分子のそれと置換したほうが答えはハッキリする.それで,インテグリンとは全く関係ないインターロイキン2レセプターを使うことにした.インターロイキン2レセプターの細胞質ドメインを,インテグリン$\alpha_5\beta_1$の細胞質ドメインに置換した**キメラレセプター分子**の実験が行われた.

　実験の結果,$\beta_1$の細胞質ドメインは加工せず,$\alpha_5$の細胞質ドメインをインターロイキン2レセプターに置換したキメラレセプター分子は,正常のインテグリン$\alpha_5\beta_1$と同じように接着斑に集まった.逆に,$\alpha_5$の細胞質ドメインは加工せず,$\beta_1$の細胞質ドメインをインターロイキン2レセプターに置換したキメラレセプター分子は,接着斑に集まらず分散したままであった.このような実験から,接着斑形成,つまりインテグリンの**クラスター化**(クラスタリング)には$\beta_1$の細胞質ドメインが重要であると結論された.なお,クラスターというのは,細胞膜上でインテグリン分子が多数会合することをいう.

図4-11　インテグリン$\beta_1$の細胞質ドメイン

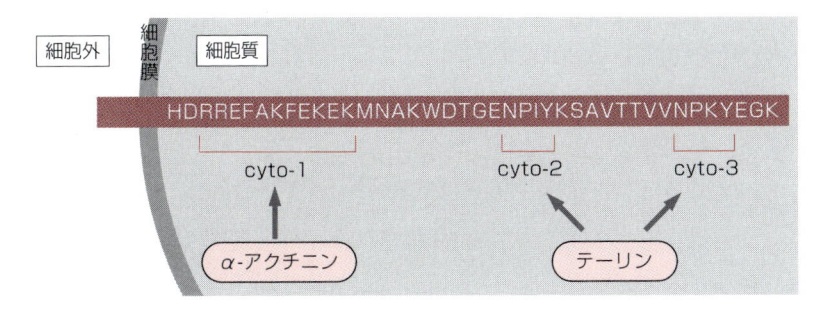

細胞外 | 細胞膜 | 細胞質

HDRREFAKFEKEKMNAKWDTGENPIYKSAVTTVVNPKYEGK

cyto-1　　cyto-2　　cyto-3

α-アクチニン　　テーリン

　インテグリン細胞質ドメインのどのアミノ酸が重要であろうか？
　インテグリン$\beta$の細胞質ドメインはわずか40〜60個のアミノ酸（$\beta_4$のみ約1,000個と例外的）から成る．アミノ酸配列は，$\beta$同士で若干異なるものの，$\beta_1$に関してならヒト，ニワトリ，マウス，ツメガエルと生物種が違っても全く同じである．このアミノ酸配列の一部を抜いたり，別のアミノ酸に置換する実験から，インテグリン$\beta_1$では接着斑形成に重要な3カ所の配列（cyto-1, 2, 3）がわかってきた（図4-11）．cyto-1はRREFAKFEKEK配列をもち，α-アクチニンに結合する．cyto-2のNPIY配列とcyto-3のNPKY配列はテーリンに結合する．他の$\beta$サブユニットにもこの配列と似た配列あるが，全く同じではない．$\beta_2$では，$\beta_1$のcyto-1相当部分のSATTT配列やcyto-3相当部分のNPKF配列がないと細胞接着能を失う．しかし，$\beta_3$では細胞質ドメインを欠いても大丈夫という報告がある．$\beta$サブユニットの細胞質ドメインの機能はよく似ているかもしれないし，異なるのかもしれない．
　一方，インテグリン$\alpha$サブユニットの細胞質ドメインは約15〜80個のアミノ酸から成る．ほとんどの$\alpha$サブユニットに共通な配列GFFKRが膜の近くにあるが，機能はよくわかっていない．

## 3 接着斑を構成する分子

　細胞がフィブロネクチンに結合して接着・伸展するとき，インテグリンはどのような動態を示すのか？　細胞伸展した後にフィ

ブロネクチンレセプター(ここではインテグリン $\alpha_5\beta_1$)を抗体で染めてみると(**蛍光抗体法**),フィブロネクチンレセプターはたくさんの短い線として見える(図4-12).この短い線の1つ1つは**接着斑**(**adhesion plaque, focal adhesion**)として知られていたものと同じであった.

1971年,英国の**アーバークロンビー**(A. Abercrombie)は,培養細胞の基質への接着部分を電子顕微鏡で初めて観察し,約 $1\times0.2\mu m$ の大きさの特殊な構造を見つけ接着斑と命名した.1976年,アメリカのニューヨーク州立大学のイザード(C. S. Izzard)は,細胞と基質の間の距離に応じてコントラストがつくという**干渉反射光学系**を考案し,光学顕微鏡でも接着斑を観察できる道を開いた.この光学系によると,接着斑では細胞と基質の間が $10\sim15nm$ の距離で,この距離だと黒く他は白く見える.

図4-12の蛍光抗体法でインテグリンが短い線として見える意味は,もともと細胞膜上にヘテロ二量体として単独に存在していたインテグリン分子が基質上の細胞接着分子に反応し,接着斑に多数会合した(clustering,**クラスター**をつくった)ことを示してい

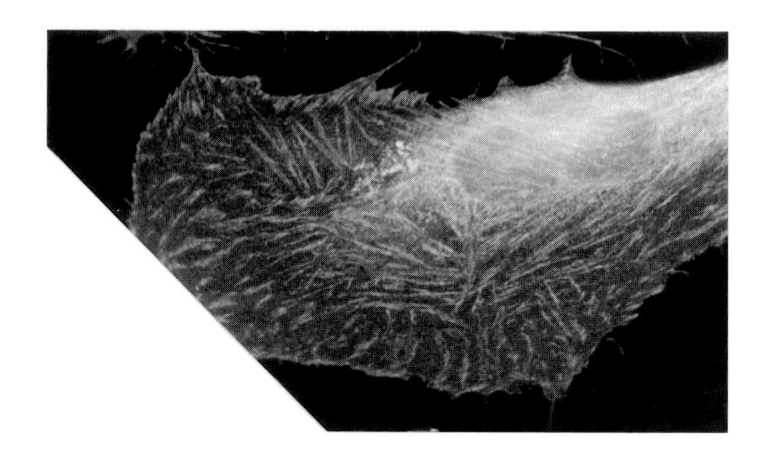

**図4-12 インテグリンの接着斑へのクラスタリング**
フィブロネクチンをコートした培養皿に,細胞(ヒトTIG-3)を伸展させ,フィブロネクチンレセプター(インテグリン $\alpha_5\beta_1$)の抗体で染めた.白く短い線状に染まっているのがインテグリン $\alpha_5\beta_1$

る．このとき，基質上のフィブロネクチンには細胞表面のフィブロネクチンレセプターのみが反応し，ビトロネクチンレセプターであるインテグリン$\alpha_v\beta_3$は反応しない．

この接着斑を起点にアクチン線維が配向する（図4-13）．ただし，インテグリンとアクチン線維は直接結合しない．そこには多数の介在タンパク質と多数の調節分子が働いている．それらの作用の仕組みは複雑に入り組んでいる．しかもまだ全体像が解明されていない．代表的な関連分子を表4-2にリストする．

第1に，アクチン線維に結合する細胞骨格系タンパク質がある．細胞運動を担う細胞骨格系タンパク質の研究は研究者も多く研究は盛んであった．その流れで，1980年代に，細胞骨格系タンパク質であるテーリン，$\alpha$-アクチニン，フィラミン，ビンキュリン，パキシリン，テンシンなどが接着斑に関与するタンパク質として1つ1つ調べられた．アクチン線維に結合しATPアーゼ活性をもつミオシンも重要な因子である．ミオシンの活性をリン酸化・脱

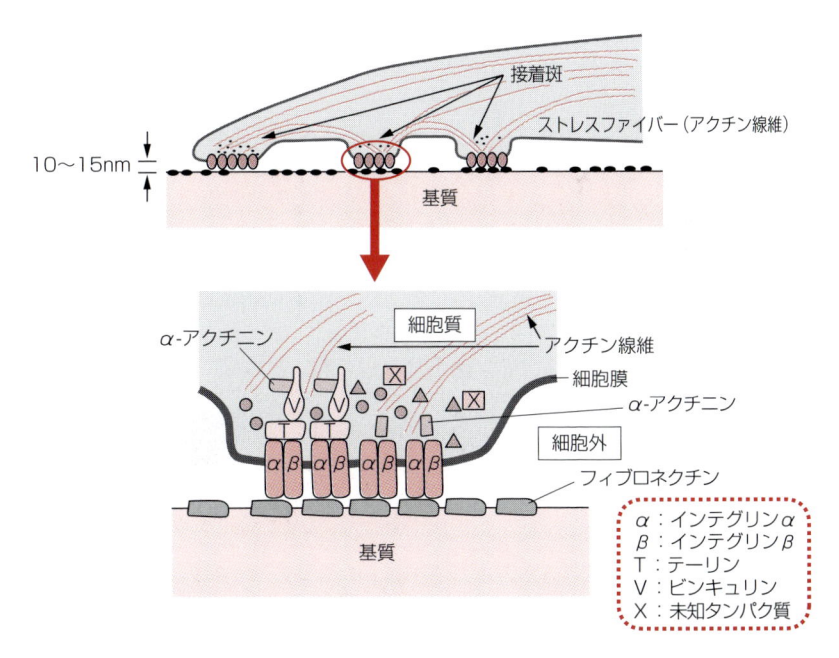

**図4-13　接着斑を構成するタンパク質**

**表4-2 接着斑の主要なタンパク質**

| 細胞骨格系タンパク質 | テーリン | 225kD |
|---|---|---|
| | α-アクチニン | 100kD |
| | フィラミン | 260kDの二量体 |
| | ビンキュリン | 115kD |
| | パキシリン | 68kD |
| | テンシン | 200kDと150kD |
| | アクチン | 42kD．アクチン線維の主体 |
| インテグリン結合タンパク質 | $\beta$ | ICAP1，CD98，ILK-1 |
| | $\beta_2$ | サイトヒーシン-1 |
| | $\beta_3$ | エンドネキシン |
| | $\alpha$ | カルレティキュリン，カヴェオリン |
| 細胞内情報伝達系タンパク質 | ファック：FAK (Focal Adhesion Kinase) | |
| | サーク：src | |
| | メック：MEK (MAPK kinase) | |
| | マップカイネース：MAPK (mitogen-activated protein kinase) | |
| | レセプターチロシンカイネース：RTK (receptor tyrosine kinase) | |
| | 低分子量Gタンパク質：Rho，Ras | |
| | アダプタータンパク質：Grb2，Shc | |
| | グアニンヌクレオチド交換因子：Sos | |

　リン酸化で調節するミオシン軽鎖キナーゼ(MLCK)，ミオシン軽鎖ホスファターゼ(MLCP)も重要である．

　第2に，1990年代に入って，インテグリンに直接結合するタンパク質群も解明されてきた．インテグリン$\alpha$に結合するタンパク質のカルレティキュリンは，$Ca^{2+}$の細胞内流入を司る．インテグリン$\beta$に結合するタンパク質として，ICAP1，膜貫通タンパク質のCD98，セリンスレオニンキナーゼのILK-1，それに細胞質タンパク質のエンドネキシン($\beta_3$に)，サイトヒーシン-1($\beta_2$に結合し$\alpha_L\beta_2$のICAM-1への結合を促進する)などがある．

　第3に，細胞内情報伝達系の調節タンパク質・脂質である．1992年，ヴァージニア大学のパーソンズ(J. T. Parsons)が細胞の癌化に伴ってリン酸化される分子量125kDタンパク質のcDNAをクローニングし，抗体をつくり，細胞を染めると，細胞の接着斑が染まった．接着斑が染まったことから，このタンパク質を**FAK**(Focal

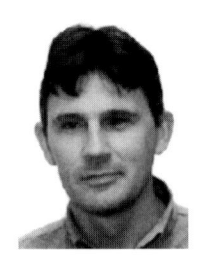

図 4-14　アラン・ホール氏

Adhesion Kinase, **pp125FAK** ともいう)と命名した．以後，MEK, MAPKなど次節で述べるリン酸化系のたくさんのタンパク質が接着斑の形成に関与していることが知られてくる．

　これらとは別に，1992年，英国の癌研究所の**ホール**(A. Hall，図4-14)は**低分子量Gタンパク質**(**低分子量GTP結合タンパク質**ともいう)であるRho(ローと読む)が接着斑の形成と細胞骨格の再編成を調節するという衝撃的な事実を発見した．現在，インテグリン細胞内情報伝達系の低分子量Gタンパク質として，RhoファミリーとRas(ラスと読む)ファミリーがある．

　低分子量Gタンパク質は，GTPアーゼ活性をもつGDP/GTP結合タンパク質で，分子量は20～30kDで，単量体で存在する．50種類以上あるが，大きくRas, Rho, Rah, Art, Ranの5グループに分けられる．GDPが結合している時は不活性で，GDPがGTPになると活性型になる．Rhoファミリーには，Rho, Rac, Cdc42などがあり，Rasファミリーには，H-Ras, R-Ras, K-Ras, N-Rasなどがある．

　ここで**アダプタータンパク質**(**adaptor protein**)も説明しておく．細胞膜レセプターのチロシンキナーゼはタンパク質のチロシンをリン酸化する．リン酸化されたタンパク質には，リン酸化部位に**SH2ドメイン**をもついろいろなシグナル分子が結合できるようになる．このことでいろいろなタンパク質を活性化できる．アダプタータンパク質にはGrb2, Shc, Nck, Crkなどがあって，レセプターの情報を細胞内の別の分子に伝えるタンパク質といえる．

　さらに，タンパク質以外に，脂質のホスファチジルイノシトー

ル4,5-2リン酸(PIP2)も接着斑の調節因子として機能している.

## 4 シグナリングのメカニズム：「外から内へ」の情報伝達とリン酸化

繰り返すが，インテグリンを介した細胞内情報伝達系は複雑である．しかも現在，研究が進行中である．矛盾した結果，疑わしい結果も報告されている．まだ十分解明されていない．そういう現状を，どうやってこのような教科書で述べるのか？ 悩んでしまう．

間違いを気にしないで，なるべく単純化して述べよう．

「**外から内へ**」（アウトサイドイン：outside-in）から始めよう．

細胞表面のインテグリンは，基質上の細胞接着分子に結合すると活性化される．活性化されると，インテグリン分子は細胞表面上で多数会合し，クラスターを形成し，接着斑を形成する．このとき，細胞接着分子の代わりにインテグリン抗体を用いてもインテグリン活性化を引き起こすことができる．

インテグリンのクラスター化に伴って（あるいはクラスター化の結果），細胞内タンパク質のリン酸化，細胞内のpHが7.00から7.20へと上昇（つまりアルカリ化），$Ca^{2+}$の細胞内流入，接着斑の形成，アクチン線維の配向が起こる．それらの結果，細胞接着・伸展，移動，分化，増殖が引き起こされる（図4-10）．この複雑な細胞変化のプロセスとして，いくつかの分子経路が考えられるが，最終ステップでは，RafがMEKを活性化し，次いで，MEKがMAPKを活性化するという**MAPK経路**をたどる．

途中の分子経路に関して3つのモデルがあるので，簡単に紹介しよう（図4-15）．

■モデル1：FAKとRasを介する経路

インテグリンの活性化→FAKの397番目のチロシンを自己リン酸化する→FAKのSrc結合部位（SH2ドメイン）が分子表面に露出する→SrcがFAKに結合する→SrcがFAK（の925番目のチロシン）をリン酸化する→Grb2（アダプタータンパク質の1つ）がFAKに結合する→Sos（son of sevenlessの略でグアニンヌクレオチド交換

図4-15 インテグリンを介したシグナリングの3モデル

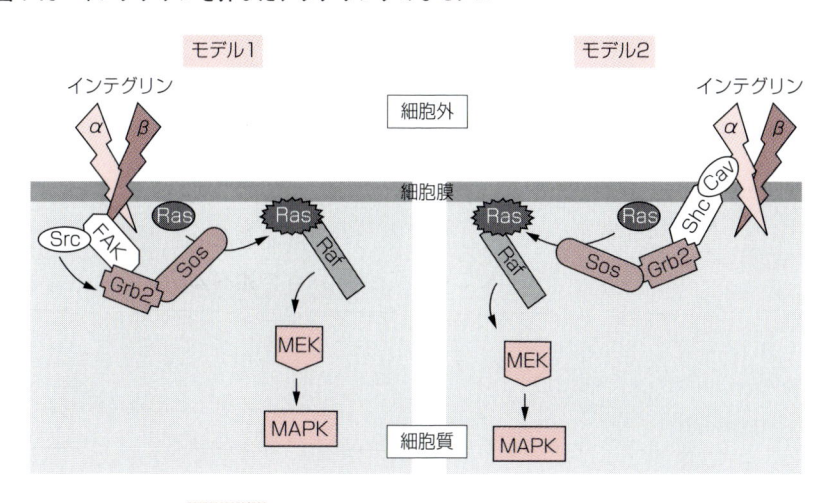

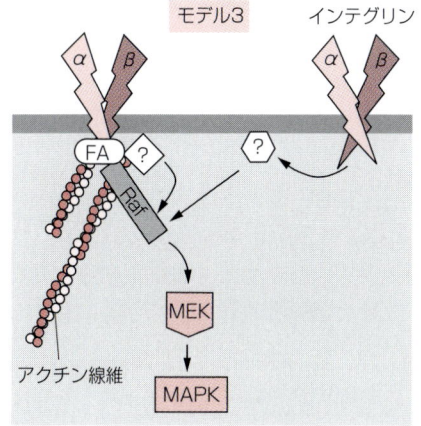

因子)がGrb2に結合する→Rasを活性化する→RasはRafに結合する→RafはMEK(MAPKキナーゼ)を活性化する→MEKはMAPKを活性化する．このモデルの欠点は，FAKの活性化がなくてもインテグリンを介したMAPKの活性化がみられることである．たとえば，FAKノックアウトマウスでも接着斑ができるのだ．

■モデル2：FAKを介さない経路
インテグリンの活性化→細胞外ドメインでインテグリン$\alpha$とカ

ヴェオリン（Cav，膜タンパク質の1つ）が結合する→Shc（アダプタータンパク質の1つ）がカヴェオリンに結合しチロシンリン酸化される→Sos・Grb2複合体がShcに結合する．以下はモデル1と同じで，「Rasを活性化する→RasはRafに結合する→RafはMEKを活性化する→MEKはMAPKを活性化する」となる．

■モデル3：Rasを介さない経路

インテグリンの活性化→（？）→（？）→Rafが接着斑の細胞膜裏打ち構造（図4-15ではFAと略した）に結合する．以下はモデル1と同じで，「RafはMEKを活性化する→MEKはMAPKを活性化する」となる．

以上の細胞内情報伝達系をさらに複雑にする因子がある．この細胞内情報伝達系に増殖因子の細胞内情報伝達系が絡んでくるのだ．活性化インテグリンが**RTK**群（receptor tyrosine kinases：チロシンキナーゼをもつ増殖因子レセプター）を活性化するのである．たとえば，増殖因子が結合しなくても，インテグリンの活性化によってRTKである血小板由来増殖因子$\beta$レセプター（PDGFR）や上皮増殖因子レセプター（EGFR）が活性化するのである．

正常細胞は基質に接着していると増殖できるが接着していないと増殖できない．この現象は足場依存的細胞増殖と呼ばれ，分子レベルの仕組みはここ30年のあいだ不明であった．現在，上に述べたインテグリンの作用機構が解明されればその仕組みがもっとよく理解できると考えられている．細胞増殖系の他の現象であるアポトーシス，細胞周期，癌細胞の増殖もインテグリンとの関係で捉えられつつある．これらの詳細をここでは解説しないが，インテグリンが細胞増殖のあらゆるところに絡んでいる．その広がりの大きさを頭の片隅に記憶しておいてほしい．

## 5 インテグリンの活性化のメカニズム：「内から外へ」の調節機構

今まで，インテグリンを介した「外から内へ」（アウトサイドイン：outside-in）の情報伝達系を述べてきた．ここでは「**内から外へ**」（**インサイドアウト**：inside-out）の情報伝達系について述べる．血小板の表面にインテグリン$\alpha_{IIb}\beta_3$があり，血液中にそのリガ

ンドであるフィブリノーゲンやビトロネクチンがある．そのまま結合したらどうなるか？　血管内で血液が固まり，いろいろ問題が起こるに違いない．実は，通常の血小板は活性化されなければ，フィブリノーゲンやビトロネクチンに結合できない．一方，特別な処理をしなくても培養線維芽細胞は基質上のフィブロネクチンやビトロネクチンに結合できる．このように，細胞種によって，リガンドとの結合にはインテグリンの活性化が必要なことがある．この場合，インテグリン分子自身が結合活性を調節する仕組みをもっている．

　血小板のインテグリン$\alpha_{\mathrm{IIb}}\beta_3$が最もよく研究されている．インテグリン$\alpha_{\mathrm{IIb}}\beta_3$は通常不活性で，このままではフィブリノーゲンに結合できないという仕組みがある．トロンビンやコラーゲンで血小板が活性化されると，インテグリンの高次構造に変化が起きて活性状態になり，フィブリノーゲンに結合できるようになる．活性化されたインテグリン$\alpha_{\mathrm{IIb}}\beta_3$にのみ反応するPAC-1というモノクローナル抗体も知られている．ただ，この高次構造の変化の実態はよく理解できていない．

　化学発癌剤の一種である**ホルボールエステル**(tetradecanoyl-phorbol acetate：TPA)は，細胞質にあるタンパク質リン酸化酵素の**プロテインキナーゼC**(PKC)を活性化する．ホルボールエステルを血小板にかけるとインテグリンが活性化される．このとき，図4-11で示した細胞質ドメインにあるcyto-2とcyto-3にみられるNPXY配列がインテグリン活性化に必要である．プロテインキナーゼCによってリン酸化された細胞質タンパク質がNPXY配列に結合するからである．

　同じことは白血球のインテグリン$\alpha_{\mathrm{L}}\beta_2$（通常は不活性型）についてもいえる．ホルボールエステル処理で活性型になり，ICAM-1やICAM-2に結合する．したがって，活性化には細胞内リン酸化が関与している．

　ホルボールエステルを上皮細胞にかけるとどうなるか？　上皮細胞の接着斑からビンキュリンが消失し，接着斑はなくなり，ストレスファイバー（アクチン線維の束）はくずれる．これは「内か

ら外へ」の情報伝達が起こっていることを示している．ただし，ホルボールエステルは線維芽細胞には作用しない．あるいはかえって線維芽細胞の接着斑の形成を促進する．このようにホルボールエステルの作用は細胞種により異なる．

　細胞内のcAMP濃度が上がると，細胞質にあるタンパク質リン酸化酵素の**プロテインキナーゼA**（PKA）が活性化される．細胞種に依存するが，接着斑はなくなり，ストレスファイバー（アクチン線維の束）はくずれ，細胞は丸くなり，基質から剥がれる．細胞内のcAMP濃度が上がると，パキシリンとFAKのチロシンリン酸化が下がる．

　増殖因子（EGF，インスリン，PDGFなど）をかけると接着斑が減少することも知られている．このときの仕組みはよくわっていないが，細胞内タンパク質のリン酸化が関与していると考えられる．

　細胞内の活性型R-Rasを強制発現させると，インテグリンの細胞外マトリックスタンパク質への結合が高まる．逆に，細胞内の活性型H-Rasを強制発現させると，結合が弱まる．これらも「内から外へ」（インサイドアウト：inside-out）の情報伝達系の一例である．

　癌ウイルスで細胞を癌化すると，接着斑はくずれ，ストレスファイバーが消失し，細胞は丸くなる．このとき，リン酸化酵素であるpp60v-srcが接着斑に局在する．ところが，ビンキュリンもテーリンもリン酸化されず，インテグリン$\beta$の細胞質ドメインがリン酸化される．したがって，癌化に伴ってインテグリン$\beta$の細胞質ドメインがリン酸化されると，インテグリンとテーリンとの結合が弱くなり，ストレスファイバーが接着斑からはずれ，細胞は丸くなるという報告がある．

# 5 ラミニンものがたり

- ■ラミニンは基底膜の細胞接着性糖タンパク質である
- ■ラミニンには YIGSR のほか 7 個の細胞接着活性部位がある
- ■メローシン,s-ラミニン,カリニンは新しい型のラミニンである
- ■ラミニンレセプターには 67kD タンパク質やインテグリンなど 20 候補もある

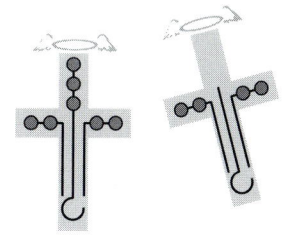

## ラミニンの発見・精製と EHS 肉腫

　　　　　　高等動物では, 組織と組織のすべての境界に**基底膜**(**basement membrane**)と呼ばれる厚さ 50 〜 80nm の薄い膜がある(図 5-1). 基底膜は, **細胞外マトリックス**の一種で, 図 5-1 に示すように, 細かく見ると 3 層からできている. 図 5-1 の例では, 上皮細胞側にラミナララ(lamina rara, 希薄層)とラミナデンサ(lamina densa, 緻密層)があり, この 2 層をあわせて**ベーサルラミナ**(**basal lamina**)と呼ぶ. ベーサルラミナにラミナレティキュラリス(lamina reticularis, 網状層)が加わって**基底膜**となる.

　　　　　腎臓の**糸球体**では, 血液に接する血管内皮細胞層と尿に接する上皮細胞層が基底膜で区分されている. この基底膜がフィルターの役割を担っていて, 血液から尿成分が濾しとられる. 筋肉や神

図 5-1 基底膜の存在状態

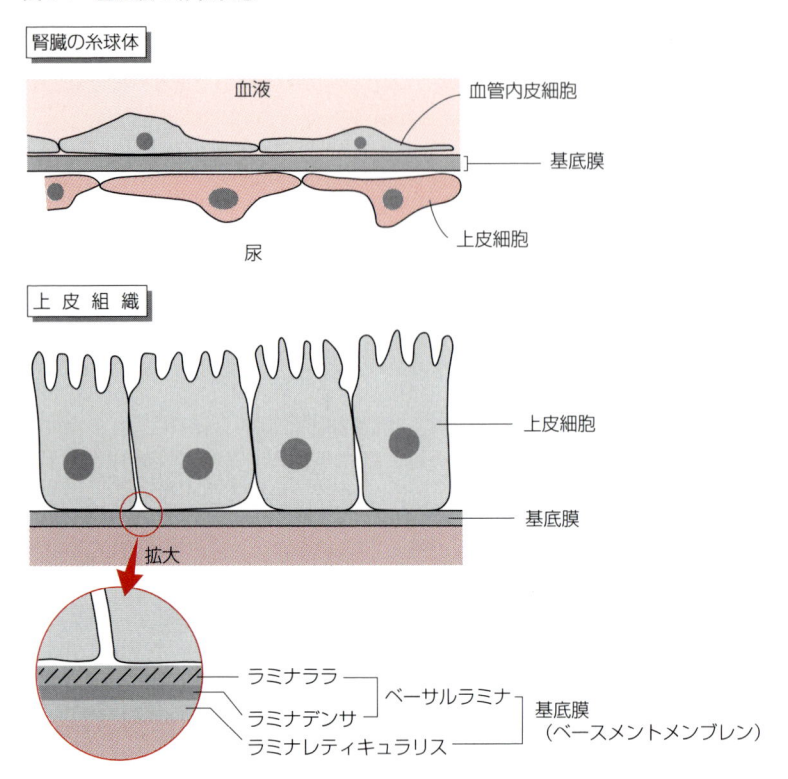

腎臓の糸球体
血液
血管内皮細胞
基底膜
上皮細胞
尿

上皮組織
上皮細胞
基底膜
拡大
ラミナララ
ラミナデンサ ベーサルラミナ 基底膜
ラミナレティキュラリス （ベースメントメンブレン）

　経組織が損傷を受けたときも基底膜は重要である．それらの組織を覆っている基底膜さえしっかりしていれば，基底膜上に細胞が接着し，移動し，増殖するので，組織の再生（つまり傷の修復）がしやすい．
　それでは，基底膜はいったいどんな分子でできているのだろうか？　**IV型コラーゲン**，**プロテオグリカン**，**ラミニン**が3大構成分子であることが，今ではわかっている．しかし，基底膜は組織中の含有量が少なく，薄い膜のため精製するのが難しく，構成分子はなかなかわからなかった．
　1977年，アメリカのNIH国立歯科研究所の**マーチン**（G. R.

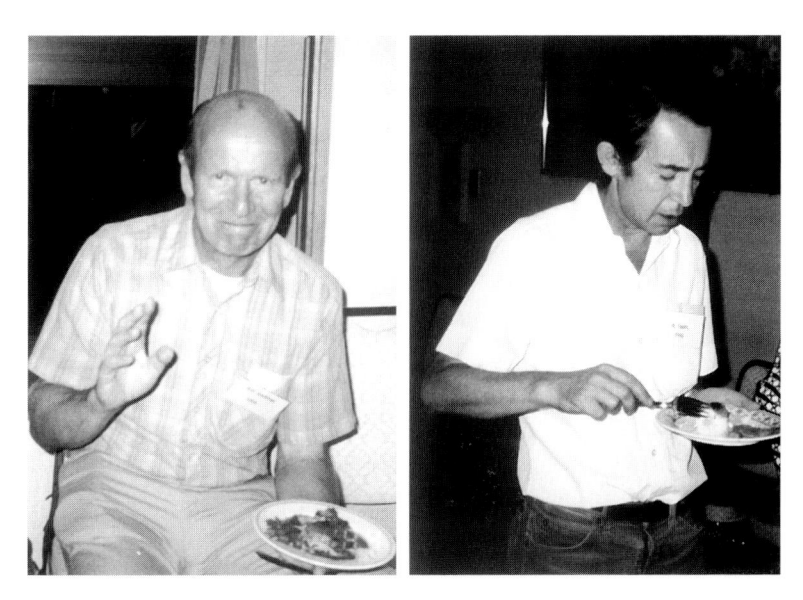

図5-2 ジョージ・マーチン氏(左)とルパート・ティンプル氏(右)

Martin，図5-2)らは，マウス皮下に移植可能な**EHS肉腫**(イーエッチエスと読む．Engelbreth-Holm-Swarm sarcoma)が，細胞外に基底膜を大量に合成する珍しい肉腫であることを見つけた．1979年，マーチンはドイツのマックスプランク研究所の**ティンプル**(R. Timpl，図5-2)と共同で，このEHS肉腫から新しい細胞接着性タンパク質を精製し，**ベーサルラミナ**(basal lamina)のlaminaにちなみ，ラミニン(laminin)と命名した．

ラミニンの精製はそれほど難しくない(図5-3)．実際，筆者の研究室でもEHS肉腫からラミニンを精製していた．EHS肉腫はマウス1匹当たり5〜15g取れ，ラミニン精製のための凍結保存もでき，基底膜成分の研究や応用に非常に有用な材料である．ちなみに筆者の研究室では，湿重量約100gのEHS肉腫から50〜100mgのラミニンを精製していた．ラミニン溶液は，わずかにオパール色をしている．

図5-3 ラミニンの精製

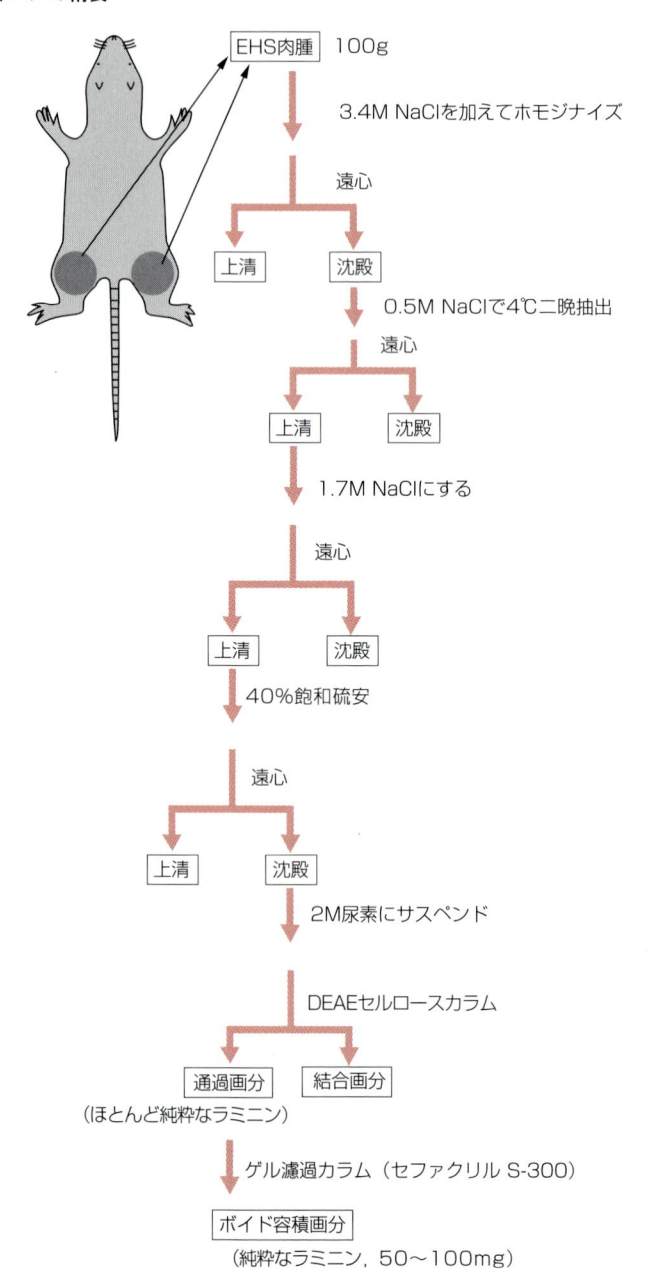

```
                    EHS肉腫  100g
                      │
                      │ 3.4M NaClを加えてホモジナイズ
                      ↓
                     遠心
                    ┌──┴──┐
                   上清   沈殿
                          │
                          │ 0.5M NaClで4℃二晩抽出
                          ↓
                         遠心
                        ┌──┴──┐
                       上清   沈殿
                        │
                        │ 1.7M NaClにする
                        ↓
                       遠心
                      ┌──┴──┐
                     上清   沈殿
                      │
                      │ 40%飽和硫安
                      ↓
                     遠心
                    ┌──┴──┐
                   上清   沈殿
                          │
                          │ 2M尿素にサスペンド
                          ↓
                      DEAEセルロースカラム
                    ┌──┴──┐
                 通過画分  結合画分
               (ほとんど純粋なラミニン)
                    │
                    │ ゲル濾過カラム(セファクリル S-300)
                    ↓
                 ボイド容積画分
               (純粋なラミニン, 50~100mg)
```

# ラミニンの構造と細胞作用

## 1 ラミニンの形はなんと十字架だった！

　ラミニンは分子量440kDの$\alpha$鎖，220kDの$\beta$鎖，205kDの$\gamma$鎖の3つのポリペプチド鎖がS-S結合で1：1：1に会合した巨大な糖タンパク質である．約15％の糖を含み，$\alpha$ヘリックスは約30％，$\beta$構造が15％ある（表5-1）．

　ラミニンの分子構造の特徴は，何といってもその十字架構造である．1981年，ティンプルは**ロータリーシャドウイング法（rotary shadowing method）**を用いて個々のラミニン分子を電子顕微鏡で観察した．すると，ラミニンは十字に似た形をしていたのである．驚くことに，これをラミニンの"十字架構造モデル"として提唱した．現在では，この十字架の形を土台に，細胞結合部位を含めいろいろな結合部位が図5-4のように同定されている．

　なお，ロータリーシャドウイング法という方法は，電子顕微鏡下で1個の高分子を見る時に使う試料処理法の一つである．観察したい高分子をゆっくり回転させながら炭素粒子や金属粒子を高分子の形にそって分子レベルで蒸着する．この試料を，電子顕微鏡内にセットして電子線を照射すると，観察したい高分子の形に沿った明暗から，高分子の形が見える．

　ここで，一言いっておきたい．この"十字架構造モデル"はずる

表5-1　ラミニンの分子特性

| | |
|---|---|
| 分子構成 | $\alpha$鎖（440kD），$\beta$鎖（220kD），$\gamma$鎖（205kD）が1：1：1 |
| 糖　　鎖 | 約15％ |
| 存在部位 | いろいろな組織の基底膜（血液などの体液中にはない） |
| 生理機能 | 基底膜形成，細胞接着，神経突起伸長など |
| 結合分子 | IV型コラーゲン，プロテオグリカン，ナイドジェン，ラミニンレセプター，細菌など |

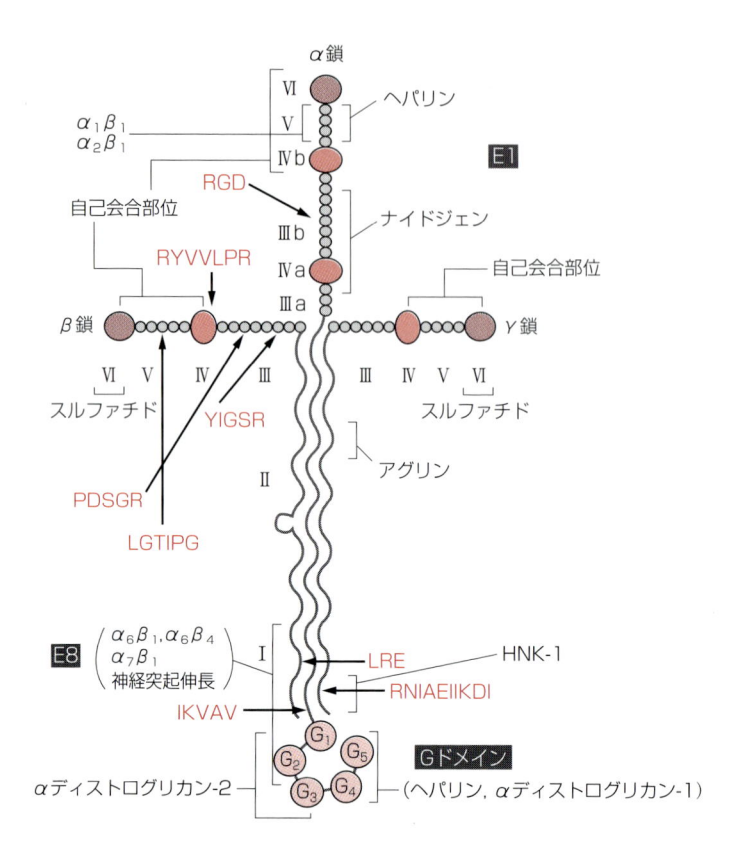

**図 5-4　ラミニンの分子構造と機能部位**
赤色のアルファベット（例，YIGSR など）は，アミノ酸一文字表記による細胞接着アミノ酸配列を示す．E1，E8 はエラスターゼ処理によるラミニン断片．I，II…と G はドメインの名称

いと思う．十字架は，キリスト教国の人々にとって，日本人の「天皇家の菊の御紋」，「水戸黄門の葵の御紋」みたいなマークだ．したがって，この十字架構造モデルは，その科学的正否を越えて，異を唱えにくい人間心理を強く引き起こすに違いない．だから，ずるい（うまい！　きたない？）と思う．

## 2 ラミニンの細胞作用とその活性部位

　1980 年，フィブロネクチン研究と全く同じ手法を用いて，マー

チンはラミニンに**細胞接着活性**を見出した．フィブロネクチンが線維芽細胞を中心に接着するのと対照的に，ラミニンは上皮細胞と神経細胞を中心に細胞接着を引き起こす．神経細胞に関しては，さらに**神経突起の伸長**を促進する．ラミニンは，フィブロネクチンに次ぐ2番目の細胞接着分子として，最初からフィブロネクチンを強く意識して研究された．したがって，フィブロネクチンの研究に有効だった手法が使われた．ただ，少し遅れた分，新しい技術である組換えDNA技術が構造解析の主力になった．

　1987年，組換えDNA技術を用いてラミニンβ鎖とγ鎖が，翌1988年にα鎖の全一次構造が解明された．その後はフィブロネクチン研究と同じ進め方で，タンパク質分解酵素によるラミニン断片の細胞接着活性の検討，有機合成ペプチドによる活性検定でラミニンの細胞接着活性部位が明らかにされていった．細胞接着活性の部位を図5-4にアミノ酸一文字表記で記入したが，部位は1個ではなく8個ある．ただ，野水基義(現・北海道大学)は，1995年以降，ペプチド合成を網羅的に行い，現在計22個の細胞接着活性部位を見つけている．

　初期に報告された8個のうち最も有名になった配列が，β鎖のアミノ酸番号929〜933に当たる**YIGSR**である．その他にPDSGR，RYVVLPR，LREなどがあるが，これらすべてペプチドにすると接着活性が弱いのが難点である．また，そのうちいくつかは特定の細胞にしか，たとえばLREは毛様体神経細胞にしか作用しないという特徴がある．フィブロネクチンで発見された**RGD**モチーフもα鎖に見つかったが，ラミニンでは通常は分子内にあるため働いていない．

## 3 いろいろなラミニン結合分子

　ラミニンはフィブロネクチンと同様に，細胞表面のラミニンレセプター，いくつかの細胞外マトリックス分子と結合する．**ラミニンレセプター**は後で述べることにして，ここではラミニンに結合する細胞外マトリックス分子について述べよう．

　前に述べたが，ラミニンは基底膜3大成分の一つである．基底

**表5-2 基底膜の代表的構成分子**

| 構成分子 | 分子量(kD) | サブユニット | 特徴 |
|---|---|---|---|
| Ⅳ型コラーゲン | 550 | ヘテロ三量体 | 基底膜網形成 |
| ラミニン | 400–900 | ヘテロ三量体 | 基底膜網形成 |
| パーリカン | 500* | 単量体 | プロテオグリカン |
| アグリン | 250* | 単量体 | プロテオグリカン |
| ナイドジェン | 150 | 単量体 | 基底膜網形成 |
| BM-40/SPARC | 35 | 単量体 | $Ca^{2+}$結合 |
| フィビューリン-1 | 90 | 単量体 | $Ca^{2+}$結合 |
| フィビューリン-2 | 340 | ホモ二量体 | $Ca^{2+}$結合 |

*コアタンパク質の分子量を示す．グリコサミノグリカン鎖が結合すると分子量は約2倍になる（Timpl, R. : Curr. Opin. Cell Biol., 8 : 618–624, 1996参照）

　膜の他の2大成分である**Ⅳ型コラーゲン**（**type Ⅳ collagen**），それに，プロテオグリカンの**アグリン**（**agrin**）と**パーリカン**（**perlecan**）にラミニンは結合する．さらに，ヘパラン硫酸プロテオグリカンと化学構造や化学的性質がよく似ている**ヘパリン**にもラミニンは2カ所（$\alpha$鎖の両端）で結合する．ラミニンは，さらにラミニンとも結合する．つまり，自己会合する．基底膜の成分を表5-2にリストするが，ラミニンは基底膜成分と結合することで基底膜を形成しているといえる．

　アグリンの説明を加えておこう．アグリンは基底膜ヘパラン硫酸プロテオグリカンで，電子顕微鏡で観察すると95nmと細長く伸びた分子である．N末端は球状になっていてラミニンのGドメインの繰り返し構造とホモロジーがある．このN末端の球状部分が，図5-4に示すように，ラミニン分子の中央に結合する．この結合は，基底膜のまともな構造形成に必要で，たとえば，アグリンとラミニン$\beta 2$鎖（後述）がないと神経筋結合部の終板がまともに形成できない．

　EHS肉腫からラミニンと一緒に精製される**ナイドジェン**〔**nidogen**，別名**エンタクチン**（**entactin**）〕もラミニン結合分子である．ナイドジェンは分子量150kDの基底膜にしか存在しない糖タンパク質で，

興味深いことに，このナイドジェン自体が**RGD**配列をもっている．

　これらいろいろな分子との結合により，ラミニンは動物体内で基底膜を構築し，基底膜の細胞接着，分化誘導，神経突起伸長，細胞増殖，フィルター機能，組織保持機能に関与している．

　また，ラミニンは大腸菌（*E. coli*），**黄色ブドウ球菌**（*S. aureus*），連鎖球菌（*Streptococcus*）などの**細菌**に結合することも知られている．黄色ブドウ球菌からは，ラミニンに強く結合する52kDのタンパク質も分離されている．ラミニンの細菌結合性は，細菌をトラップすることで，細菌の感染防止に役立っているのか？　それとも逆に，細菌の感染を助長しているのか？　結論は出ていない．

### 4 新タイプのラミニン分子が見つかった

　今まで述べてきたラミニンについての知見は，基本的にはマウスEHS肉腫由来のラミニンについてである．このラミニン分子の$\alpha$鎖，$\beta$鎖，$\gamma$鎖にcDNA塩基配列のよく似た新しいタイプのラミニン分子が見つかってきた．

　1988年，シュワン細胞，横紋筋，トロホブラストの基底膜に特異的なタンパク質**メローシン**（**merosin**）が最初に見つかった．また，1989年，ラットの神経筋接合部に発見された新しいタンパク質がラミニン類似分子であることがわかり，**s-ラミニン**〔**s-laminin**，synaptic（シナプスの）の頭文字〕と命名された．その後，続々とラミニン類似タンパク質が発見された．

　1994年，世界中の主要なラミニン研究者は，混乱しはじめたラミニンとそのサブユニット名を統一的に分類した（表5-3，図5-5）．ラミニンとそのサブユニット$\alpha$，$\beta$，$\gamma$のあとに数字をつけ，単純化したのである．たとえば，今まで述べてきたEHS肉腫由来のラミニンはラミニン-1で，構成サブユニットは$\alpha 1$，$\beta 1$，$\gamma 1$である．

　現在，ラミニンサブユニットは$\alpha$鎖が5種，$\beta$鎖が3種，$\gamma$鎖が3種知られている．したがって，理論的組み合わせ数としては45種類のラミニン分子が可能である．しかし，$\gamma 2$鎖は$\beta 1$鎖と決して会合しないというように，ラミニン分子は$\alpha$鎖，$\beta$鎖，$\gamma$鎖

表5-3 ラミニンファミリー

| 名称 | 旧名称 | 構成サブユニット | 作用 | 細胞表面レセプター |
|---|---|---|---|---|
| ラミニン-1 | ラミニン，EHSラミニン | $\alpha1\beta1\gamma1$ | 神経突起促進，細胞移動，乳腺細胞のミルク合成促進，アセチルコリンレセプター会合，神経筋結合部位形成 | インテグリン$\alpha_1\beta_1$, $\alpha_2\beta_1$, $\alpha_6\beta_1$, $\alpha_6\beta_4$, $\alpha_7\beta_1$；ディストログリカン；LAR（レセプターホスファターゼ）；ヘパラン硫酸；スルファチド |
| ラミニン-2 | メローシン | $\alpha2\beta1\gamma1$ | 神経突起促進，神経筋結合部位形成 | インテグリン$\alpha_1\beta_1$, $\alpha_2\beta_1$, $\alpha_6\beta_1$, $\alpha_6\beta_4$, $\alpha_7\beta_1$, ディストログリカン；ヘパラン硫酸 |
| ラミニン-3 | s-ラミニン | $\alpha1\beta2\gamma1$ | 未知 | 未知 |
| ラミニン-4 | s-メローシン | $\alpha2\beta2\gamma1$ | 未知 | ラミニン-2に類似 |
| ラミニン-5 | エピリグリン，カリニン，ニセイン | $\alpha3\beta3\gamma2$ | 上皮細胞接着，細胞移動促進，ヘミデスモソーム形成，皮膚再生，ギャップジャンクション形成 | インテグリン$\alpha_3\beta_1$, $\alpha_6\beta_4$, $\alpha_6\beta_1$ |
| ラミニン-6 | k-ラミニン | $\alpha3\beta1\gamma1$ | 未知 | 未知 |
| ラミニン-7 | ks-ラミニン | $\alpha3\beta2\gamma1$ | 未知 | 未知 |
| ラミニン-8 | | $\alpha4\beta1\gamma1$ | 未知 | インテグリン$\alpha_6\beta_1$ |
| ラミニン-9 | | $\alpha4\beta2\gamma1$ | 未知 | 未知 |
| ラミニン-10 | | $\alpha5\beta1\gamma1$ | 未知 | インテグリン$\alpha_3\beta_1$, $\alpha_6\beta_1$ |
| ラミニン-11 | | $\alpha5\beta2\gamma1$ | シュワン細胞 | インテグリン$\alpha_3\beta_1$, $\alpha_6\beta_1$ |
| ラミニン-12 | | $\alpha2\beta1\gamma3$ | 未知 | 未知 |

■は細胞接着活性が確認されたラミニン（1996年現在）．(Colognato, H. & Yurchenco, P. D.: Dev. Dyn., 218 : 213-234, 2000参照)

のどれかを任意に組み合わせてよいというわけではない．実際は12種類のラミニン分子が知られている．もっとも，$\alpha2$鎖，$\alpha3$鎖，$\gamma3$鎖は選択的スプライシングをするので，正確にいえば，12種類を超えることになる．

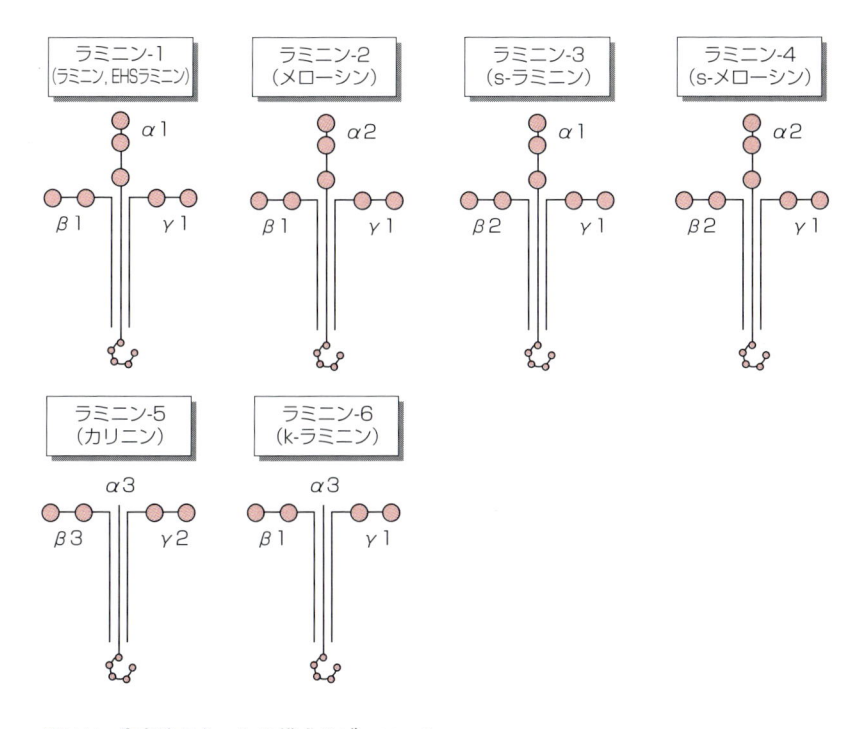

**図5-5 代表的ラミニンの構成サブユニット**
（ ）内は旧名称

## ラミニンレセプターを探せ！

### 1 トラブル続きのラミニンレセプター分子の解明

　ラミニンと結合する細胞外マトリックス分子について述べたが，ラミニンは細胞外のタンパク質である．だから，細胞に作用するにはラミニンレセプターが必要なハズだ．でも，ここまで書いてきて，今頃こんなことをいうのはフェアじゃないかもしれないが，だんだん気が重くなってきた．というのは，ラミニンレセプター分子の解明はトラブル続きなのである．研究はたくさんされたが，

表5-4 ラミニンレセプターの主な候補（全部リストしていない）

| | レセプター分子 | ラミニンの結合部位・配列 |
|---|---|---|
| インテグリン | $\alpha_1\beta_1$ | $\alpha$鎖N末端 |
| | $\alpha_2\beta_1$ | $\alpha$鎖N末端 |
| | $\alpha_6\beta_1$ | Gドメイン |
| | $\alpha_7\beta_1$ | Gドメイン |
| | $\alpha_6\beta_4$ | Gドメイン |
| 非インテグリン | 67kDラミニン結合タンパク質 | YIGSR, LGTIPG |
| | 36kDと38kD | YIGSR, RGD |
| | $\alpha$-ジストログリカン | Gドメイン |
| | HNK-1 | |
| | LAR | ラミニン-1/ナイドジェン |
| 糖鎖結合タンパク質 | CBP35 | ガラクトース含有糖鎖 |
| | 67kDラミニン結合タンパク質 | ガラクトース含有糖鎖 |
| | ガラクトース転移酵素 | ガラクトース含有糖鎖 |

　結果がいまいちすっきりしない．現在，インテグリンとジストログリカンが主要な候補であるが，ラミニンレセプターは実は20種類も報告されている．表5-4にその一部をリストするが，最初は，さっそうと登場した67kDラミニン結合タンパク質の説明からはじめよう．

## 2 本命視された67kDラミニン結合タンパク質に問題があった！

　1983年，3つの研究室から独立にラミニンレセプターとして67kDタンパク質が報告された．その1つを紹介しよう．

　[$^{35}$S]メチオニンを代謝的に培養癌細胞に取り込ませ，[$^{35}$S]メチオニン標識した全タンパク質を可溶化し，ラミニン-1親和性カラムにかけた．カラムを洗浄後，pH2.4で溶出すると67kDタンパク質のみが溶出された．この67kDタンパク質は，in vitroでラミニンに強く（解離定数Kdは約$2 \times 10^{-9}$M）結合した．細胞を[$^{125}$I]-NaIによって細胞表面標識すると，このタンパク質が標識されることから細胞表面に存在することも確かめられた．67kDタンパク質はその後，ラミニン-1親和性カラムから**YIGSR**ペプチドで溶出されることもわかった．また，67kDタンパク質は，癌細胞だけでな

く，筋細胞，マクロファージ，好中球，内皮細胞，上皮細胞，肝細胞，神経細胞にも見つかり，誰もがラミニンレセプター分子の本命と思った．

ところが意外なことに，この67kDタンパク質の構造解析が遅れた．理由の1つは，タンパク質のN末端がブロックされていたため，N末端からのアミノ酸配列が検出できなかったことにある．また，同じ分子量のアルブミンが試料に混入していたため，67kDタンパク質特有のアミノ酸配列が得にくかったこともある．さらに一時期，5′-ヌクレオチダーゼと同じ分子と考えられたりもした．これは5′-ヌクレオチダーゼと同じ構造が一部にあったためである．

ついに1988〜'89年にかけて，67kDタンパク質の**cDNA**クローニングが終わった．しかし，ついていないことに，その結果も新たな問題を投げかけた．①分子量は33kDであって67kDではない．②シグナルペプチドをもっていないから細胞外に出るはずがない．③トランスメンブレン配列がないから膜タンパク質であるはずがない．②と③の示すところはどうみても細胞質のタンパク質である．調べていくと，やはりこのcDNA配列は，細胞質タンパク質として知られていたp40という機能不明のタンパク質の配列と同じであった．67kDタンパク質のcDNAクローニングに何か間違いがあったのだろうか？ 67kDタンパク質とp40は同じ抗原性をもつ別のタンパク質なのだろうか？ それとも，これらはすべて正しいのだろうか．あー，わからない．困った，何とかしてほしい．

67kDタンパク質のリガンド結合特異性もあまり単純ではない．67kDタンパク質のラミニン-1結合部位は，ともにラミニン$\beta$1鎖にあるYIGSR配列とLGTIPG配列といわれている．事実，ラミニン-1親和性カラムに結合した67kDタンパク質は，この2つのペプチドのどちらによっても溶出される．

ところで話が突然変わるが，細胞外マトリックスタンパク質の一つに**エラスチン**(**elastin**)というタンパク質がある．ラミニンとは全く異なるタンパク質である．このエラスチンは，細胞接着活性を含め，いくつかの細胞生理活性を示す．エラスチンにはRGD，YIGSR，LGTIPGなどのモチーフはなく，疎水性ペプチドの

VGVAPG配列が細胞接着部位といわれている．細胞接着活性には，VGVAPGの高次構造と疎水性度が重要で，アミノ酸残基そのものの特異性は低い．このエラスチンに結合する細胞表面レセプターを調べると，120kD，59kD，67kDの3つのタンパク質が得られた．そして，この最後の67kDタンパク質が，なんと，ここで述べてきたラミニンレセプターの67kDタンパク質と同じであった．この67kDタンパク質は，ラミニン親和性カラムにもエラスチン親和性カラムにも結合し，ともにVGVAPGペプチドで溶出できる．となると，67kDタンパク質はラミニンレセプターといえるだろうか？

　まとめてみよう．67kDタンパク質はタンパク質としてはラミニンに結合する細胞表面のタンパク質だが，問題の1つめは，遺伝子レベルの解析結果と矛盾する．2つめは，ラミニンを認識する特異性が甘い，ということである．

### 3 有力候補はインテグリン

　インテグリンの研究が始まってまもなくの1985年，インテグリン$\beta_1$に対する抗体を細胞にかけると，いろいろな細胞がラミニンに接着できなくなることが報告された．つまり，インテグリン$\beta_1$がラミニンレセプターというわけである．この考えは，ラミニン$\alpha$鎖にRGD配列が見つかっていっそう強められたが，後に，高次構造上，RGD部位は分子内にあるということで，RGDモチーフを認識している可能性は消えた．

　実際は，インテグリン$\alpha_1\beta_1$と$\alpha_2\beta_1$はラミニン$\alpha$1あるいは$\alpha$2の上部先端に，インテグリン$\alpha_6\beta_1$，$\alpha_6\beta_4$，$\alpha_7\beta_1$はラミニンGドメインの根元部分に結合する（図5-4）．

　インテグリン$\alpha_6$は，卵と精子の結合に関与する**ファーティリン**（**fertilin**）〔アダム（ADAM）ファミリーの一員〕にも結合するが，おおむねラミニンに特異的に結合するインテグリンと考えていい．インテグリン$\alpha_6$は細胞質ドメインが選択的スプライシングを受けるためいろいろな変異体がある．インテグリン$\alpha_6\beta_1$は主として**接着斑**に，インテグリン$\alpha_6\beta_4$は主として**ヘミデスモソーム**に存在している．インテグリン$\alpha_6$をノックアウトすると，出産前後に皮膚の

水泡が起こり死に至る．中枢神経系の発達異常もある．ところが，腎臓の細尿管，肺や唾液腺の枝分かれ形態形成にも異常が起こると期待されたが起こらなかった．インテグリン$α_7β_1$もラミニンに特異的に結合するインテグリンと考えていい．*in vitro*でラミニン-1と直接結合し，発達中の筋組織に強く発現する．

## 4 その他のラミニンレセプター

### 1 α-ジストログリカン

α-ジストログリカン（α-dystroglycan）はシアロ糖を多く含む分子量156kDの鉄亜鈴状の分子で，ラミニン-1〜-4，アグリン，パーリカン（perlecan）に結合する．ラミニン-1への結合ではヘパリン依存性である．ところが，ラミニン-2〜-4への結合ではヘパリンは不要である．ラミニンα1鎖では，Gドメインの1カ所しか結合できないのでもう1カ所をヘパリン結合部位によって補っているが，ラミニンα2鎖のGドメインには2カ所結合できるためヘパリンは不要だと考えられている．

### 2 白血球抗原関連タンパク質（LAR）

白血球抗原関連タンパク質（leukocyte antigen-related protein：LAR）は，膜介在型のチロシン脱リン酸化酵素ファミリーの一つである．ラミニン-1とナイドジェン複合体はこのLARに結合する．

### 3 HNK-1多糖

1981年，HNK-1と名づけたモノクローナル抗体がヒトのNK細胞とK細胞の細胞表面を区別することができた．その抗原は，糖脂質のラクトサミンコアに硫酸化グルクロン酸が結合した多糖であった．この多糖は，L1，NCAM，MAG，インテグリン，αディストログリカンなどの生合成過程で翻訳後に添加される．

### 4 スルファチド

細胞膜の成分で，硫酸エステルをもった糖脂質であるスルファチド（sulfatide）にもラミニンは結合する．

### 5 ヘパラン硫酸

細胞膜の成分で，ラミニン-1，-2，-4が結合する．

## 6 CBP35

1990年,アメリカのハーバード大学のウー(H.-J. Woo)らは,マウスのマクロファージを細胞表面標識した後,界面活性剤 Triton X-100で可溶化し,ラミニン-1親和性カラムにかけ,ガラクトースで溶出した.すると,分子量35kDの1本のバンドがSDS電気泳動で検出できた.このタンパク質(carbohydrate binding protein:CBP,糖結合タンパク質)は,ラミニンのガラクトース含有糖鎖であるポリ-N-アセチルラクトサミンによく結合するラミニンレセプターと考えられた.ところが,CBP35のcDNAが解析されると,シグナルペプチドをもっていない,また,細胞表面のCBP35は50mMガラクトースで外れてしまう,つまり,細胞膜に組み込まれていない.さらに困ったことに,ツニカマイシン処理した細胞から糖鎖のないラミニンを調製した実験では,ラミニンに糖鎖がなくてもメラノーマ細胞やPC-12細胞は接着する(ただし,細胞伸展や神経突起伸長は起こらない).このことから,ラミニンの糖鎖は少なくとも細胞接着に必須ではない,と反論されている.こんな状況で,CBP35をラミニンレセプターと考えていいのか? 悩んでしまう.

最初に述べたようにラミニンレセプターは20種類も報告されている.一方,ラミニン分子は巨大で細胞接着部位がたくさんある.となると,これらの組み合わせでラミニンがその生体機能をどう発揮するのか? 分子的な仕組みの解明は難しいだろう.というのは,生体内での特定のタンパク質の機能を解明する一般的な方法がない.なんとか一網打尽で理解できる素晴らしい方法がないものだろうか? ここは,創造性豊かな読者の頭脳に期待したい.こっ,ここで本を閉じない!

## ラミニンと疾患 ── 筋ディストロフィーとラミニン-2

ラミニンと疾患との関係のうち,代表的なものとして**筋ディストロフィー**(**muscular dystrophy**,筋ジストロフィー)を取り上げ

よう．筋ディストロフィーは筋肉が変性して萎縮しやがて随意運動ができなくなるヒトの遺伝的疾患である．その1つの先天的筋ディストロフィー（congenital muscular dystrophy：CMD）は常染色体劣性遺伝の疾患で，疾患は4種類に分類されている．ラミニンが関与していることがハッキリしているのは，中枢神経系の障害が軽微な古典的先天的筋ディストロフィー（classical CMD）である．

1994年，筋ディストロフィーの研究は大きく変化した．古典的先天的筋ディストロフィーはさらに2種類に分類され，約半分は，

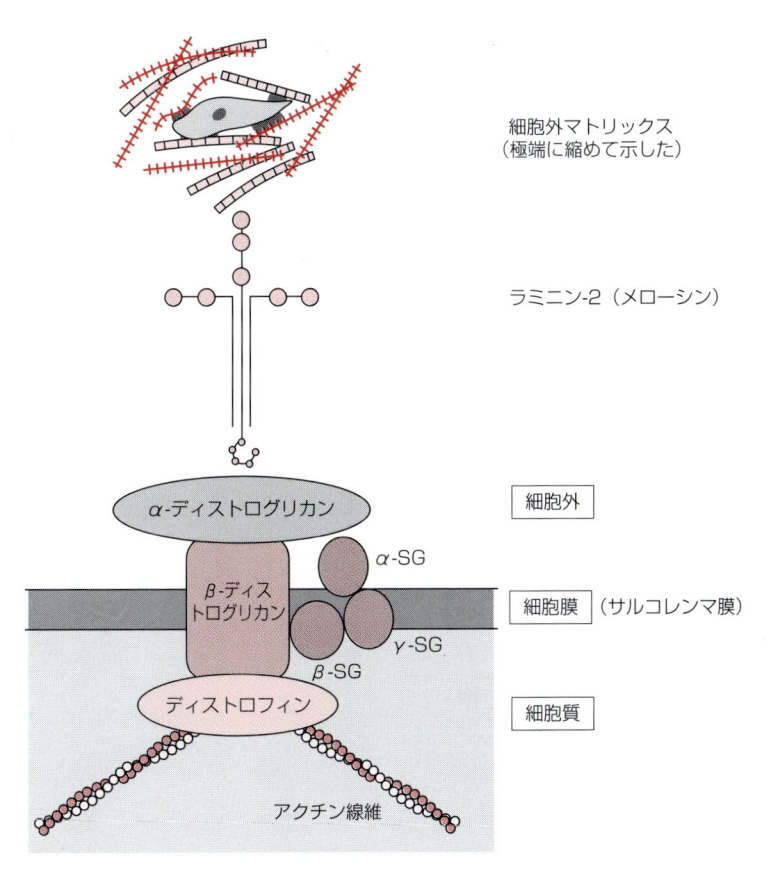

**図5-6　筋細胞のラミニン-2（メローシン），ディストログリカン，ディストロフィン，細胞骨格の配置**
SGはサルコグリカンの略

ラミニン-2(メローシン)の分子異常が原因であることが報告されたのだ．ラミニン-2(メローシン)が欠損した(merosin-negative)先天的筋ディストロフィー(CMD)の略称はMN-CMDで，関係しない方はMP-CMD(merosin-positive CMD)である．

ラミニン-2(メローシン)がどのように関係するのか？ ラミニン-2の欠損部分は$\alpha$2鎖にある．短い$\alpha$2鎖ができる場合と，長さは同じでもアミノ酸置換が起きる場合がある．これらの異常なラミニン-2は，ラミニン分子同士の結合，または，**α-ディストログリカン**($\alpha$-dystroglycan，分子量156kD)との結合ができない．$\alpha$-ディストログリカンは，サルコレンマ膜に組み込まれている**β-ディストログリカン**($\beta$-dystroglycan，分子量43kD)に結合し，筋細胞と細胞外マトリックスの結合を仲介することで，筋組織を正常に発達させている(図5-6)．

ついでに述べると，$\beta$-ディストログリカンはサルコレンマの膜にあるタンパク質，$\alpha\beta\gamma$の3つの**サルコグリカン**(**sarcoglycan**)に結合している．また，$\beta$-ディストログリカンの細胞質ドメインに**ディストロフィン**(**dystrophin**)が結合し，ディストロフィンに**アクチン線維**が結合しているのである．デュシャン型(Duchenne)筋ディストロフィーやベッカー型(Becker)筋ディストロフィーは，ラミニン-2分子の異常ではなく，ディストロフィン分子の異常が原因であることがわかっている．

筋ディストロフィー患者のラミニン-1は正常に合成されている．では，正常なラミニン-1が異常なラミニン-2分子の代わりにならないのだろうか？ *in vitro*の結合特性を見る限り，ラミニン-1はラミニン-2の代わりになる．しかし，生体内では代用されていない．この理由は今のところわからない．ヒトの筋ディストロフィーと同じようにラミニン-2やディストロフィンに分子異常が見られるマウス疾患モデルがあるので，このマウス疾患モデルを使いながら研究すれば，将来，ラミニン-2の生体内機能がさらに詳しく解明されるだろう．

# 6 細胞間接着分子のものがたり

- ■細胞同士の接着には $Ca^{2+}$ 非依存性と $Ca^{2+}$ 依存性の二型がある
- ■ $Ca^{2+}$ 非依存性の細胞接着は NCAM を代表とする免疫グロブリンスーパーファミリーが担う
- ■ $Ca^{2+}$ 依存性の細胞接着はカドヘリンが担う
- ■カドヘリンの細胞内裏打ちタンパク質としてカテニンや APC タンパク質がある

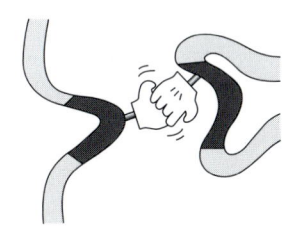

## 細胞-細胞間の接着の2つのタイプ

　　　　　発生学の分野では，1955年に発表された**ホルトフレーター**（J. Holtfretter）の有名な実験がある．イモリ発生初期の神経胚を用いた**細胞選別**の実験である（図6-1）．黒イモリの予定表皮と白イモリの神経板を，1つ1つの細胞までバラバラにしてから混ぜると，両者は混ざり合って塊をつくる．細胞の塊の中で1つ1つの細胞は移動し，やがて予定表皮細胞は予定表皮細胞同士，神経板細胞は神経板細胞同士が集まる．そして，ついには神経板細胞集合体が分化した神経管を内側に，まわりを表皮細胞が取り囲む．つまり，細胞選別の結果，同じ細胞同士を選んで細胞接着していくのである．

　　　　　1908年，ウィルソン（H. V. Wilson）は，色の異なる2種類の海

**図6-1 ホルトフレーターの細胞選別の実験**
神経板
予定表皮

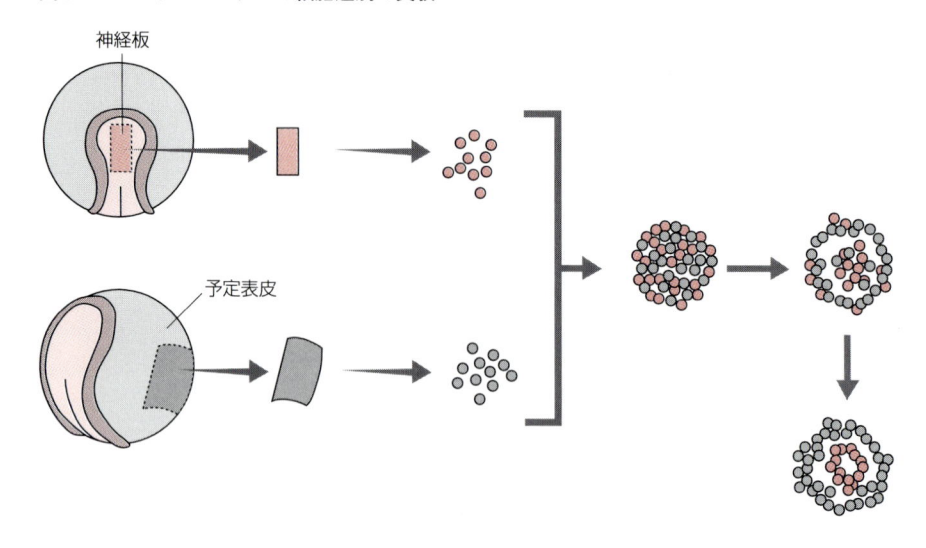

　綿を使って，同じような細胞選別の現象を報告している．

　この細胞選別はどのような仕組みで起こるのだろうか？　発生学の中心課題の1つであったが，長いことわからなかった．1977年になって，ポリクローナル抗体を用いた実験により，ようやく一歩前進し，その後，モノクローナル抗体，遺伝子クローニングなど最新の分子細胞生物学の解析技術が導入され，急速に研究が進んだ．これらの研究で用いられた動物はイモリや海綿ではなく，ニワトリやマウスなどの高等動物であった．細胞選別の仕組みとして，現在では，細胞接着性タンパク質が機能していることがわかっている．

　組織などの細胞集合体から細胞をバラバラにするには，**タンパク質分解酵素**（トリプシンなど）で，細胞同士の接着を壊す必要がある．このとき，$Ca^{2+}$の作用を阻害する**キレート剤**（**EDTA**または**EGTA**）が必要なこともある．一般的に，細胞同士の細胞接着では，溶液中に$Ca^{2+}$があると細胞が解離しない場合と，$Ca^{2+}$があってもなくてもトリプシンで細胞は解離する場合の2つに大別できる．たとえば，1 mM EGTAを加えて溶液中の$Ca^{2+}$の作用を取り除

くと，0.01％トリプシンで細胞解離が起こるが，EGTA を加えずに $Ca^{2+}$ を作用させておけば細胞解離は起こらない．つまり，$Ca^{2+}$ の作用ありなしで細胞が解離するかどうかが決まる．これが，**$Ca^{2+}$ 依存性細胞接着**である．一方，1 mM EGTA があってもなくても，つまり，$Ca^{2+}$ があってもなくても，0.01％トリプシンがあれば，細胞解離が起こるタイプの細胞接着がある．これが，$Ca^{2+}$ 非依存性細胞接着である．

溶液中に 1 mM EGTA を加えるという簡単な手法により，$Ca^{2+}$ に関する2つの細胞接着システムが実験的に区別され，別々に研究されていった．実体を担う細胞接着分子も別のタンパク質であった．

# NCAM と IgCAMs：$Ca^{2+}$ 非依存性細胞接着分子

### 1 NCAM の発見：エーデルマンの功績

世界で初めて抗体の一次構造を決定したことで，1972年度のノーベル医学生理学賞を受賞したアメリカ・ロックフェラー大学の**エーデルマン**（G. M. Edelman，図6-2，現・スクリプス研究所）は，ノーベル賞を受賞すると，それまでの抗体の研究をやめた．抗体による抗原分子の特異的認識という分子同士の生体認識から，細胞による細胞の特異的認識という複雑な生体認識の仕組みを探ろうと考えたのである．ノーベル賞受賞時に43歳と若く，気力も充実していたエーデルマンは，2つめのノーベル賞を目指して，細胞接着の仕組みの研究に取り組んだのだ．彼が最初にとらえたタンパク質は $Ca^{2+}$ 非依存性細胞接着分子の **NCAM**（N-CAM とも書く．エヌキャムと読む．neural cell adhesion molecule の頭文字）であった．

エーデルマンはニワトリ10日目胚の神経性網膜を切り出し，0.5％トリプシンで細胞をバラバラにした．バラバラの網膜細胞を集め，トリプシンのないところで37℃，30分，**旋回培養**すると細

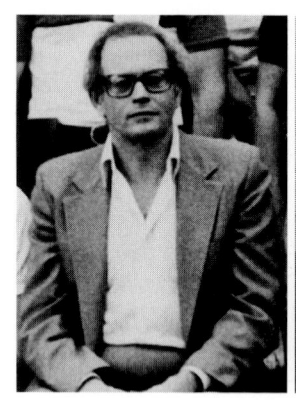

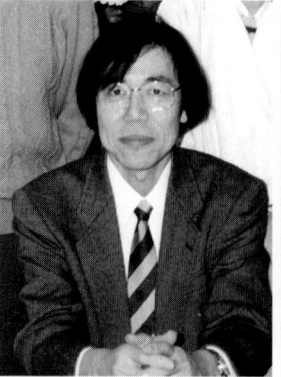

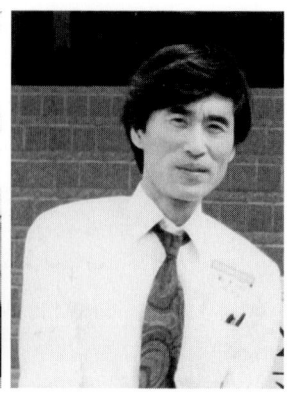

図6-2　ジェラルド・エーデルマン氏(左)と竹市雅俊氏(中)と小沢政之氏(右)

胞は再集合する．このとき，あらかじめ網膜細胞全体に対するポリクローナル抗体をつくっておき，その抗体を1つの活性部位しかもたない(これを**一価抗体**という)**Fab断片**にしておく．上記の網膜細胞にこの一価抗体を加えると，旋回培養しても細胞集合が起こらない．つまり，一価抗体が細胞表面の仮想上の細胞接着分子に結合して，その機能を阻害するのである．

　それなら，網膜細胞から細胞接着分子を単離し，この系に加えれば，細胞接着分子は一価抗体の阻害作用を中和するので，網膜細胞は再び集合するに違いないと考えた．そこで網膜細胞をたくさん集め，網膜細胞のタンパク質を生化学的手法でいろいろ分画し，一価抗体の作用を中和する特定の分画をつきとめた．この分画には主に分子量140kDのタンパク質が含まれていた．この140kDタンパク質が細胞膜に組み込まれていた細胞接着分子だったのである．

　この複雑で大変な実験をしたのは，当時エーデルマンの研究室にいたフランス人のティアリーである(図2-11)．彼らは，この分子を **CAM**(cell adhesion molecule，細胞接着分子)と名づけたが，その後，肝臓由来の別の接着分子と区別するため，神経(neural)のNをとって**NCAM**としたのである．なお，肝(liver)由来の細胞

接着分子はLCAMと命名されたが，その後，LCAMは**カドヘリングループ**（後述）の分子であることがわかり，カドヘリンのほうに分類されていった．一価抗体の研究はまもなく**モノクローナル抗体**に切り換えられ，1982年には，モノクローナル抗体カラムでmg単位のNCAMがニワトリ神経性網膜から精製されている．

## 2 NCAMの構造と機能

NCAMは神経をはじめ多くの組織に発現している．細胞表面に存在し，NCAMが発現している細胞同士の**ホモフィリック**な細胞接着を担う．NCAMの精製時に**ヘパラン硫酸**が同時に精製されることから，細胞接着機能はヘパラン硫酸を介しているとも考えられる．

SDS電気泳動で分子量120kD，140kD，180kDの3種のNCAM，つまりNCAM-120，NCAM-140，NCAM-180が見つかっている．これらは1つのNCAM遺伝子から**選択的スプライシング**によって合成されたもので，図6-3に示すように細胞質ドメインの大きさが異なっている．

細胞質ドメインの大きいNCAM-180はld（large domainの略）と呼ばれ，神経系にしか発現せず，細胞質ドメインは脳スペクトリンと結合している．細胞質ドメインの小さなNCAM-140はsd（small domainの略），細胞質ドメインがないNCAM-120はssd（small surface domainの略）と呼ばれる．sdとssdは主に骨格筋や心筋に発現する．ssdでは膜貫通ドメインがなく，膜のリン脂質である**ホスファチジルイノシトール**に結合している．ldとsdの細胞質ドメインには，**リン酸化**されるセリンまたはスレオニンが2〜3残基ある．

NCAMの細胞外の部分にはNCAM分子全体の重量比で約30％という大量の**シアル酸糖鎖**が結合している．発生に伴ってこの糖含量は減少する．NCAMのシアル酸は，α-2,8-ポリシアル酸という脊椎動物では珍しい糖鎖である．シアル酸は負の電荷をもち，NCAMの細胞接着活性に阻害的に作用する．

NCAMの合成制御はいくつか知られている．培養細胞では**レチ**

**図6-3　NCAMと免疫グロブリンスーパーファミリーのドメイン構造**

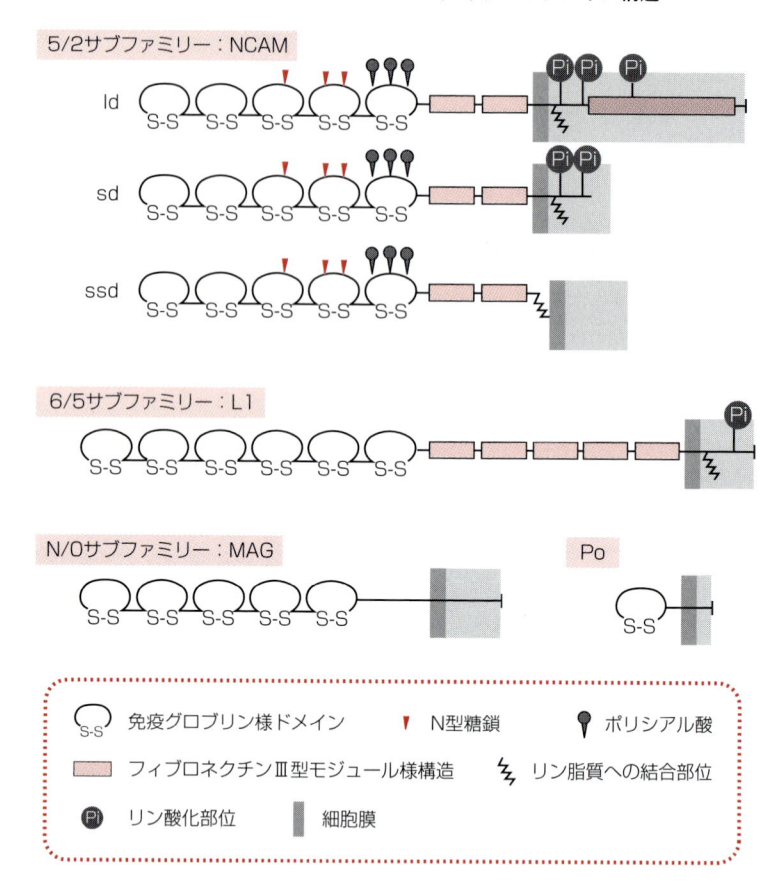

ノイン酸（ビタミンA酸）やTGF-βで合成が増加し，発癌遺伝子**N-myc**のトランスフェクトで減少する．最もドラマチックなのは甲状腺ホルモンの**チロキシン**による制御で，チロキシンは in vivo でも作用する．アフリカツメガエルの肝臓の細胞では変態前は主にE-カドヘリンが発現しているが，変態後はNCAMが発現している．この変化を調節している因子は何だろうか？　発生ステージ51のオタマジャクシ（変態前）をチロキシン処理すると，驚くなかれ，48時間という短時間で肝細胞のE-カドヘリンがNCAMに

表6-1 NCAMの要点

| | |
|---|---|
| 種類と分子量 | IgGスーパーファミリーの1つで，ld(180kD)，sd(140kD)，ssd(120kD)の3分子種 |
| 存在部位 | ld：神経系の細胞表面<br>sd, ssd：骨格筋，心筋などの細胞表面 |
| 分子修飾 | 30％ものシアル酸，N型糖鎖，リン酸化 |
| 分子構造 | 5つのIgGドメイン，2つのフィブロネクチンⅢ型モジュール |
| 結合分子 | NCAM，ヘパラン硫酸，脳スペクトリン |
| 生理活性 | 細胞同士の接着，発生における形態形成 |
| 合成制御 | チロキシン，レチノイン酸，TGF-$\beta$により増加．N-mycにより減少 |

置き換えられてしまう．NCAM分子の要点を表6-1にまとめた．

## 3 免疫グロブリンスーパーファミリーへと拡大発展

NCAMの構造が**cDNA**レベルで解明されると，細胞外ドメインに免疫グロブリンのドメインとよく似た繰り返し構造が見つかった．この**免疫グロブリン様ドメイン**は，1つが約100アミノ酸残基から成り，ジスルフィド結合でループを形成する構造である（図6-3）．NCAMにはこの**免疫グロブリン様ドメイン**が5つあり，さらに，**フィブロネクチンⅢ型モジュール**が2つある．

その後あちこちの研究室から，免疫グロブリン様ドメインをもっている神経系タンパク質が続々と報告された．この中には必ずしも細胞接着活性があると証明されたわけではないが，免疫グロブリン様ドメインの数とフィブロネクチンⅢ型モジュールの数を指標に，表6-2のようなサブファミリーとして分類されている．たとえば，NCAMは5/2サブファミリーの1つである．ショウジョウバエの神経線維が神経束を形成する際に働く接着分子ファシクリンⅡ (fasciclinⅡ) も5/2サブファミリーの1つである．

ほかには，その大半を本書では名称を挙げるだけにとどめるが，6/5サブファミリーに**L1**（NILE），NgCAM，NrCAM，ニューログリアン (neuroglian) がある．6/4サブファミリーにコンタクチン (F11) がある．変わったところではフィブロネクチンⅢ型モジュールのないN/0サブファミリーのPo，MAG，OB-CAMもある．さ

表6-2 神経系の免疫グロブリン様細胞接着分子（IgCAMs）

| サブファミリー | 免疫グロブリン様細胞接着分子 |
|---|---|
| 5/2サブファミリー | NCAM, O-CAM, ファシクリンⅡ, ApCAM, LeechCAM |
| 6/5サブファミリー | NgCAM, NrCAM, L1/NILE, ニューログリアン, ニューロファシン, ABGP, CHL-1 |
| 6/4サブファミリー | コンタクチン/F11, F3, アキソニン-1, TAG-1, Big-1,2, NB-2,3 |
| 4/6サブファミリー | DCC, ニューロジェニン, Frazzled |
| N/0サブファミリー | MAG, Po, OB-CAM, SC1/BEN/DM-Grasp, KG-CAM, Dutt1, Thy1, テレンセファリン |
| 酵素型 | |
| 　リン酸化酵素 | FGFR（線維芽細胞増殖因子レセプター） |
| | PDGFR（血小板由来増殖因子レセプター） |
| 　脱リン酸化酵素 | 白血球抗原関連タンパク質（LAR） |
| 　その他 | DLAR, PTP-$\mu$, -$\kappa$, -$\delta$, -$\sigma$, CRYP-$\alpha$, P84/SHPS-1/SIRP-$\alpha$ |

らにリン酸化酵素のPDGFR（血小板由来増殖因子レセプター），脱リン酸化酵素型の**白血球抗原関連タンパク質（LAR**，第5章で述べたラミニンレセプター）などのタンパク質もある（表6-2）．

免疫関係では表6-2に載せていないが，ICAM（intercellular adhesion molecule），VCAM-1（vascular cell adhesion molecule-1），MAdCAM-Ⅰ（mucosal addressin cell adhesion molecule-Ⅰ），末梢アドレッシン，PECAMなどの類似接着分子が見つかってきた．これらは血管内皮細胞表面に発現し，白血球が血管内皮細胞に接着するときに機能する．ICAMはICAM-1，ICAM-2，ICAM-3の3分子が知られていて，相手分子は白血球のインテグリンLFA-ⅠやMac-1である．また，VCAM-1の相手分子はインテグリン$\alpha_4\beta_1$，$\alpha_4\beta_7$であり，MAdCAM-Ⅰの相手分子はインテグリン$\alpha_4\beta_7$とL-セレクチンである．PECAMの相手分子はPECAMで，ホモフィリックな結合である．

神経系でも免疫関係でもないCEA（carcinoembryonic antigen），NCA，C-CAMなどの類似タンパク質も見つかっている．

以上のすべてのタンパク質は，フィブロネクチンⅢ型モジュール様構造をもっている場合ともっていない場合（PoやMAGなどのN/0サブファミリー）がある（図6-3）．しかし，免疫グロブリン様

ドメインはどれももっている．そこで，これらのタンパク質を総称して**免疫グロブリンスーパーファミリー**（immunoglobulin super family：IGSF），あるいは，**免疫グロブリン様細胞接着分子**（immunoglobulin-like cell adhesion molecules：IgCAMs）と呼ぶようになった．現在，100以上の分子が知られている．

これらの分子のいくつかは，細胞接着活性を示すことが確認されているが，その結合様式は**ホモフィリック結合**が多い．また，MAG，CEA，ニューログリアンなど，選択的スプライシングが起こる分子もある．LARとPDGFR（血小板由来増殖因子レセプター）は細胞質ドメインにチロシン脱リン酸化酵素とチロシンリン酸化酵素の活性部位をもっている．この部分でリン酸化による細胞機能発現の調節をしているのかもしれない．

### 4 L1：神経細胞接着分子の1つ

免疫グロブリンスーパーファミリーの細胞接着分子は多くある．全部を紹介できないので，NCAM以外の分子として**L1**をここで，**Po**を次節で説明しよう．

L1は図6-3に示すように，免疫グロブリン様ドメインを6個，フィブロネクチンIII型モジュールを5個もつ6/5サブファミリーのタンパク質で，分子量は200kDである．類似のタンパク質として，NILE，NrCAM，NgCAM，魚のe587，ショウジョウバエのニューログリアンがあり，1991年，日本でラットの，アメリカでヒトのcDNA塩基配列が解明された．

L1は，中枢神経の発達過程では神経細胞の長い軸索（axon）と成長端（growth cone）に発現する．成人でも非ミエリン化軸索に発現している．軸索の誘導や神経細胞の移動に機能している．

結合様式は，L1同士のホモフィリック結合である．結合では，2番目の免疫グロブリン様ドメインが機能している．また，ヘテロフィリック結合も知られていて，相手はアキソニン-1/TAG-1，F3/F11/コンタクチン，DM1-GRASPなどが挙げられている．

L1の細胞外ドメインには，細胞外マトリックス分子であるフォスファカン（phosphacan）が結合する．細胞質ドメインには，アン

キリンが結合している．p90rskなどにリン酸化もされる．未知のタンパク質を介してアクチン線維に結合している．

1994年，遺伝的神経疾患の**クラッシュ症候群（CRASH syndrome）**がL1の分子異常で起こることがつきとめられた．CRASHというのは，1995年，それまでいろいろ呼ばれていたこの疾患名を統一するためにつけられた名前である．つまり，この疾患の症状を表す英語corpus callosum hypoplasia, retardation, adducted thumbs, spastic parplegia, and hydrocephalusの頭文字を取って命名された．症状の1つを説明しよう．英語名の2番目にあるretardationは「神経の退行」の意味で，中枢神経系の発達が異常なために知能指数が50以下という症状である．

クラッシュ症候群の原因であるL1の分子異常は，80家系中75家系が異なる変異だったというように変異部位が多様である．75家系を分類すると，細胞質ドメインに変異があるため細胞骨格と結合できなくなる1型，細胞外ドメインに変異があるためホモフィリック，ヘテロフィリック結合ができなくなる2型，L1分子の途中で切断が起こる3型に分類される．症状は，3型がもっとも重症で，次いで2型，1型の順である．なお，細胞質ドメインをほとんど削除してもL1は細胞接着できるという矛盾した報告もある．

## 5 Po：神経細胞接着分子の1つ

**Po（protein zero）**はN/Oサブファミリーのタンパク質である．図6-3に示すように，細胞外ドメインは，124アミノ酸残基から成る免疫グロブリン様ドメインが1個しかなく，フィブロネクチンIII型モジュールをもたない28〜30kDのタンパク質である．93番目のアスパラギン酸に結合している糖鎖が分子量の6%を担っている．トランスメンブレンドメインは26アミノ酸残基から成り，細胞質ドメインは69アミノ酸残基から成る．アミノ酸残基の総数は219である．

細胞接着機構としては，Po分子同士がまず膜内でホモ四量体をつくり，次いで相手細胞のPoとホモフィリック結合をするが，糖鎖が多いと細胞接着がよくなる．

細胞接着に伴って，細胞質ドメインのCys153はアシル化され，Ser181，204，214はリン酸化される．細胞質ドメインを大きく欠損した変異体をつくると膜内のホモ四量体が形成できない．

　疾患との関係では，末梢神経障害が起こる**シャルコー-マリー-トゥース**(Charcot-Marie-Tooth)**病**，感覚神経障害が起こる**デジェリン-ソッタ**(Dejerine-Sotta)**症候群**が，P0の分子異常であることがわかっている．

# カドヘリン：$Ca^{2+}$依存性細胞接着分子

### 1 カドヘリンの発見：竹市雅俊の功績

　カドヘリン(cadherin)は京都大学の竹市雅俊(図6-2)が発見・命名し，世界を制した細胞接着分子である．竹市は，マウス奇形癌腫(テラトカルシノーマ，teratocarcinoma)F9細胞を用いて，**$Ca^{2+}$依存性細胞接着**を研究していた．F9細胞を*in vitro*で培養すると，培養皿の上で細胞同士が接着する．

　1983年，竹市は，F9細胞の細胞間接着を阻害する**モノクローナル抗体**ECCD-1の作製に成功した．さらに，細胞を界面活性剤で可溶化し，ECCD-1に反応する細胞表面のタンパク質を**免疫沈殿**(immmuno-precipitation)することで，分子量124kDの抗原タンパク質を発見したのである．$Ca^{2+}$依存性(calcium-dependent)の細胞接着(cell adhesion)のタンパク質にちなみ，竹市はこのタンパク質を**カドヘリン**(**cadherin**)と命名した．なお，NCAM発見者のエーデルマンも同じ1983年，LCAM(E-カドヘリンと同じ分子)を発見している．

　ここで免疫沈殿という実験技術を説明しておこう．免疫沈殿というのは，まず，混合物中の抗原を抗体で特異的に結合させたあと，抗体に結合する粒子を加え，すべての抗体と抗原抗体複合体を沈殿させる．この沈殿中のタンパク質をSDSで解離溶解し，SDS電気泳動することで抗原を特定する．モノクローナル抗体があれ

ば，超微量，超特異的に抗原を特定できる優れた方法である．

モノクローナル抗体ECCD-1は，F9細胞以外のマウス細胞を使うと，その細胞接着を阻害しないことがあった．このことから細胞種が異なれば異なるカドヘリン分子が効いているに違いないと考えられた．実際，細胞種特異性の異なるモノクローナル抗体により，カドヘリン分子は，まもなく3種類見つかり，その細胞種にちなみ，**E-カドヘリン**(epithelial，上皮の)(分子量124kD)，**P-カドヘリン**(placental，胎盤の)(分子量118kD)，**N-カドヘリン**(neural，神経の)(分子量127kD)と命名された．なお，F9株で見つかったカドヘリンはE-カドヘリンである．

## 2 カドヘリンのドメイン構造

カドヘリン分子の実体は，今までの章で述べてきたフィブロネクチン，ビトロネクチン，ラミニンなどといくらか異なった手法で解析された．つまり，カドヘリンをタンパク質として単離して，その構造と機能を研究するという戦法は主力にはならなかった．カドヘリンの量が微量で，単離して解析するのはとても難しかったためである．また，ちょうどその頃導入された遺伝子レベルからの解析のほうが楽で早かったためである．

1987年，**遺伝子レベル**の解析により，エーデルマンの研究室からニワトリのE-カドヘリンの**cDNA**クローニングが，竹市の研究室からマウスのE-カドヘリンとP-カドヘリンのcDNAクローニングが，さらにドイツのマックスプランク免疫研究所のケムラー(R. Kemler)の研究室からマウスE-カドヘリンのcDNAクローニングが報告された．作製していたモノクローナル抗体を利用して，cDNAライブラリーからカドヘリンcDNAをクローニングしたのである．

カドヘリン分子は図6-4に示すように，723～748個のアミノ酸残基から成る膜貫通型のタンパク質である．細胞外には，ホモロジー(アミノ酸配列の類似性)を示す5つのドメイン(EC1，EC2，EC3，EC4，EC5)がある．なお，ECはextracellular(細胞外)の意味だが，このEC1～EC5のアミノ酸配列はカドヘリンに特有な配列なのでカドヘリン繰り返し構造ともいう．1つのドメインの大

**図6-4　カドヘリンのドメイン構造**

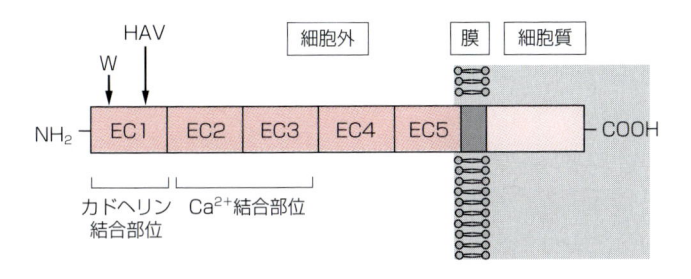

きさは，約120アミノ酸残基である．

　カドヘリンは$Ca^{2+}$依存性細胞接着分子であると述べたが，分子内にそれに対応した構造があるのか？　EC2とEC3に**$Ca^{2+}$結合モチーフ**である**DXNDN配列**または**DXD配列**（Xは任意のアミノ酸）があってここが$Ca^{2+}$を結合している．

　カドヘリンの細胞外ドメインにはN型糖鎖が結合している．ツニカマイシン処理でつくったN型糖鎖のないカドヘリンも，通常のカドヘリンと同じ細胞接着活性を示した．したがって，N型糖鎖はカドヘリンの細胞接着活性には機能していない．なお，**ツニカマイシン**（**tunicamycin**）は分子量約850Dの抗生物質で，糖タンパク質のN型糖鎖生合成を阻害する．

　細胞質ドメインは次節で述べる．

## 3 カドヘリンの細胞質ドメインと細胞内情報伝達

　細胞接着分子は単に細胞を接着させるだけではない．細胞表面の情報を細胞内に伝える機能がある．その際重要なのは，細胞内結合タンパク質の存在やリン酸化によるタンパク質結合のオンオフである．第4章で述べたインテグリンの細胞内情報伝達と同じようなことがカドヘリンでも起こっている．

　1989年，ケムラー研究室に留学していた鹿児島大学の**小沢政之**（図6-2）は，カドヘリンの細胞質ドメインに分子量88kDの新しいタンパク質・**カテニン**（**catenin**）が結合していることを発見した．

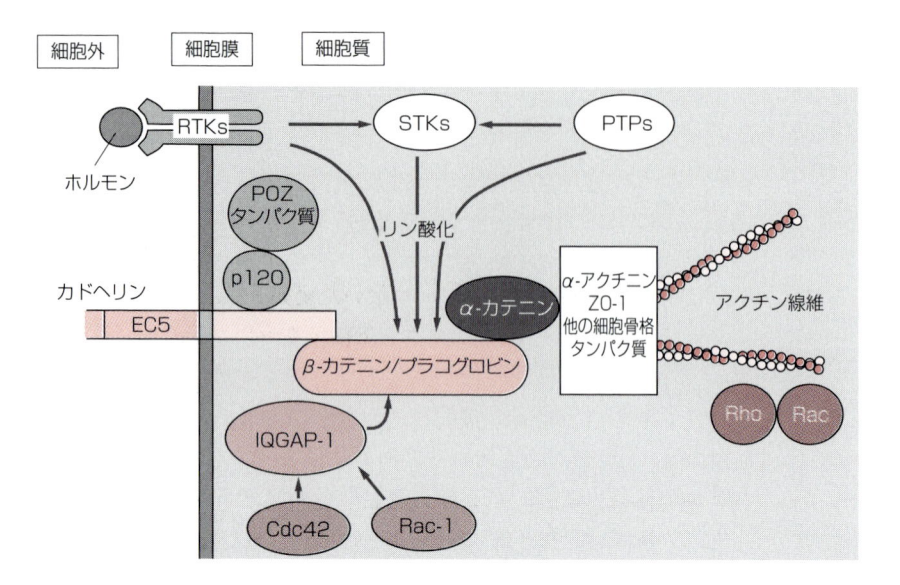

**図6-5 カドヘリンの細胞内情報伝達**
RTKはレセプターチロシンキナーゼ（receptor tyrosine kinase），STKはセリンスレオニンキナーゼ（serine threonine kinase），PTPはタンパク質チロシンホスファターゼ（protein tyrosine phosphatase）

　当初，カテニンは$\alpha$，$\beta$，$\gamma$の3つのサブユニットが1：1：1に会合した分子で，カドヘリンと直接結合しているのは$\beta$-カテニンであるといわれた．なお，各サブユニットの分子量は102kD，88kD，80kDである．ところが，これらのうち，$\gamma$-カテニンはデスモソーム（desmosome）にある**プラコグロビン**（plakoglobin）と同じ分子で，プラコグロビン（$\gamma$-カテニン）もカドヘリンの細胞質ドメインに結合することがわかった．

　カドヘリンの細胞質ドメインは，約150アミノ酸残基からできていて，いろいろなカドヘリン分子間で相同性が高い．そのC末端部分の25アミノ酸残基部分が$\beta$-カテニンあるいはプラコグロビン（$\gamma$-カテニン）に結合する．つまり，カドヘリンの細胞質ドメインに$\beta$-カテニンとプラコグロビン（$\gamma$-カテニン）は独立に結合し，その情報を$\alpha$-カテニンに伝え，細胞骨格系タンパク質（$\alpha$アクチニン，ZO-1など）を介してアクチン線維の配向をもたらすのであ

る(図6-5).これらのタンパク質同士の結合は,タンパク質の特異的リン酸化によって調節されている.

E-カドヘリンの細胞質ドメインが$\beta$-カテニンあるいはプラコグロビン($\gamma$-カテニン)に結合することは,細胞外の現象である細胞同士の接着にも重要である.たとえば,E-カドヘリンの細胞質ドメインの37アミノ酸残基もしくは71アミノ酸残基(いずれも$\beta$-カテニン結合部位を含む)を取り除いた変異E-カドヘリン遺伝子をつくる.この変異E-カドヘリン遺伝子をマウスL細胞に導入し強制発現させる.すると,変異E-カドヘリンは細胞表面に発現しているにもかかわらず,細胞接着できない.カドヘリンが細胞内で$\beta$-カテニンと結合できないために細胞接着機能を発揮できないのである.

カドヘリンの細胞質ドメインに結合するカテニン以外のタンパク質も研究されている.

1992年,レイノルズ(A. B. Reynolds)らは,カドヘリンの細胞質ドメインの細胞膜に近い部分に結合するタンパク質**p120**を発見した.p120はカテニンに似た分子量120kDのタンパク質で**p120$^{ctn}$**とも呼ばれ,42アミノ酸残基から成るアルマジロ繰り返し構造を10個もっている.p120はSrcによってリン酸化されるリン酸化タンパク質で,リン酸化の程度がカドヘリンの細胞接着と関係している.といってもデータは複雑で,リン酸化の程度が高いほどカドヘリンの細胞接着を強くするという論文がある一方,逆に,リン酸化によって細胞接着が弱くなるという論文もある.つまり,p120の機能はよくわかっていない.1999年,レイノルズ(A. B. Reynolds)は,p120が転写因子のPOZタンパク質と結合することを発見した.それで,p120の機能は単なる細胞接着だけではないかもしれないと言われはじめている.

1998年,奈良先端科学技術大学院大学の**貝淵弘三**(かいぶち)(図6-6)は,**低分子量Gタンパク質**の**Rho**(Rho,Rac-1,Cdc42を含む)もE-カドヘリンの細胞接着に必須であることを発見した.Rac-1やCdc42は,GDPが結合している不活性状態では,**エフェクタータンパク質**(effector protein,情報を次のステップに伝えるタンパク質)

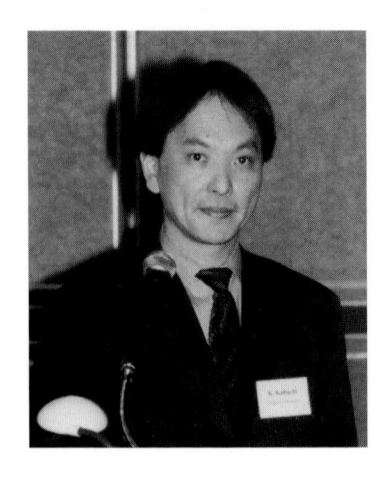

図6-6　貝淵弘三氏

であるIQGAP-1(IQ GTPase-activating protein-1)に結合できない．その時，遊離のIQGAP-1はβ-カテニンに結合し，この結合が，β-カテニンとα-カテニンとの結合を阻害する．その結果，細胞接着が弱くなる．一方，Rac-1やCdc42のGDPがGTPになると，Rac-1やCdc42は活性型になりIQGAP-1に結合する．すると，IQGAP-1とβ-カテニンの結合が切れる．その結果，β-カテニンとα-カテニンが結合し細胞接着が強くなる(図6-5)．

　このようにカドヘリンの細胞質部分に結合するタンパク質によって細胞接着が調節されるという知見が蓄積されてきた．ところが，1998年，**小沢政之**(図6-2)と**ケムラー**が衝撃的な研究結果を発表した．E-カドヘリンの細胞質ドメインを全部欠いた変異E-カドヘリンをマウスL細胞に導入すると，正常のE-カドヘリンと同じようにマウスL細胞同士が接着したのである．この結果が示すところは，細胞接着においてE-カドヘリンの細胞質ドメインは重要ではないということだ．となると，細胞質ドメインに結合する調節タンパク質も重要ではないことになる．今後の研究を待つしかないが，細胞質ドメインとそこに結合する調節タンパク質の相互作用はどうやら単純ではなさそうである．

## 4 カドヘリン分子はたくさんある

　カドヘリンの最初のcDNAクローニングが1987年に報告されてから9年目の1996年，**鈴木信太郎**（図3-4）は，カドヘリンは3種類ではなく，たくさんのカドヘリンがあることを発見した．それ以来，さらにたくさんのカドヘリンが報告されるようになった．たとえば，マウス，ニワトリ，ヒトのカドヘリンだけでなく，ショウジョウバエや線虫のカドヘリンも研究され，ショウジョウバエに4種類，線虫に15種類のカドヘリンがあると報告された．これらたくさんのカドヘリンは**古典的カドヘリン**（**classic cadherin**）と**Fat様カドヘリン**（**Fat-like cadherin**）に2大分類される（図6-7）．

　古典的カドヘリンは30種類ほど知られているが，図6-7に示すように，細胞質ドメインに$\beta$-カテニン（あるいはプラコグロビン）結合部位を1つとp120結合部位を1つもっているのが特徴である．細胞質ドメインが共通でも細胞外ドメインはさらに2種類に分かれる．

　1種類は，今まで述べてきた図6-4に示したカドヘリンで，カドヘリン繰り返しドメインであるECドメインが5個の，脊椎動物とホヤにみられるカドヘリンである．

　もう1種類は，HMR-1（線虫），DE-カドヘリン（ショウジョウバエ），DN-カドヘリン（ショウジョウバエ），LvG-カドヘリン（ウニ）などで，これらのカドヘリンはその細胞外に，**ラミニン$\alpha$1鎖**の**Gドメインを1つ**，EGF（上皮増殖因子）様ドメインを数個，無脊索動物カドヘリンドメインを1つもっている．カドヘリン繰り返しドメインであるECドメインの数も2個，6個，15個，13個とさまざまである．

　Fat様カドヘリンは，図6-7に示すように，細胞質ドメインに$\beta$-カテニン（あるいはプラコグロビン）結合部位，p120結合部位がない．この点が古典的カドヘリンと大きく異なる．また，細胞外に無脊索動物カドヘリンドメインがないのも特徴である．共通することは細胞外にECドメインがあることだが，ECドメインの数は10個以上と多い．またラミニン$\alpha$1鎖のGドメイン，EGF（上皮

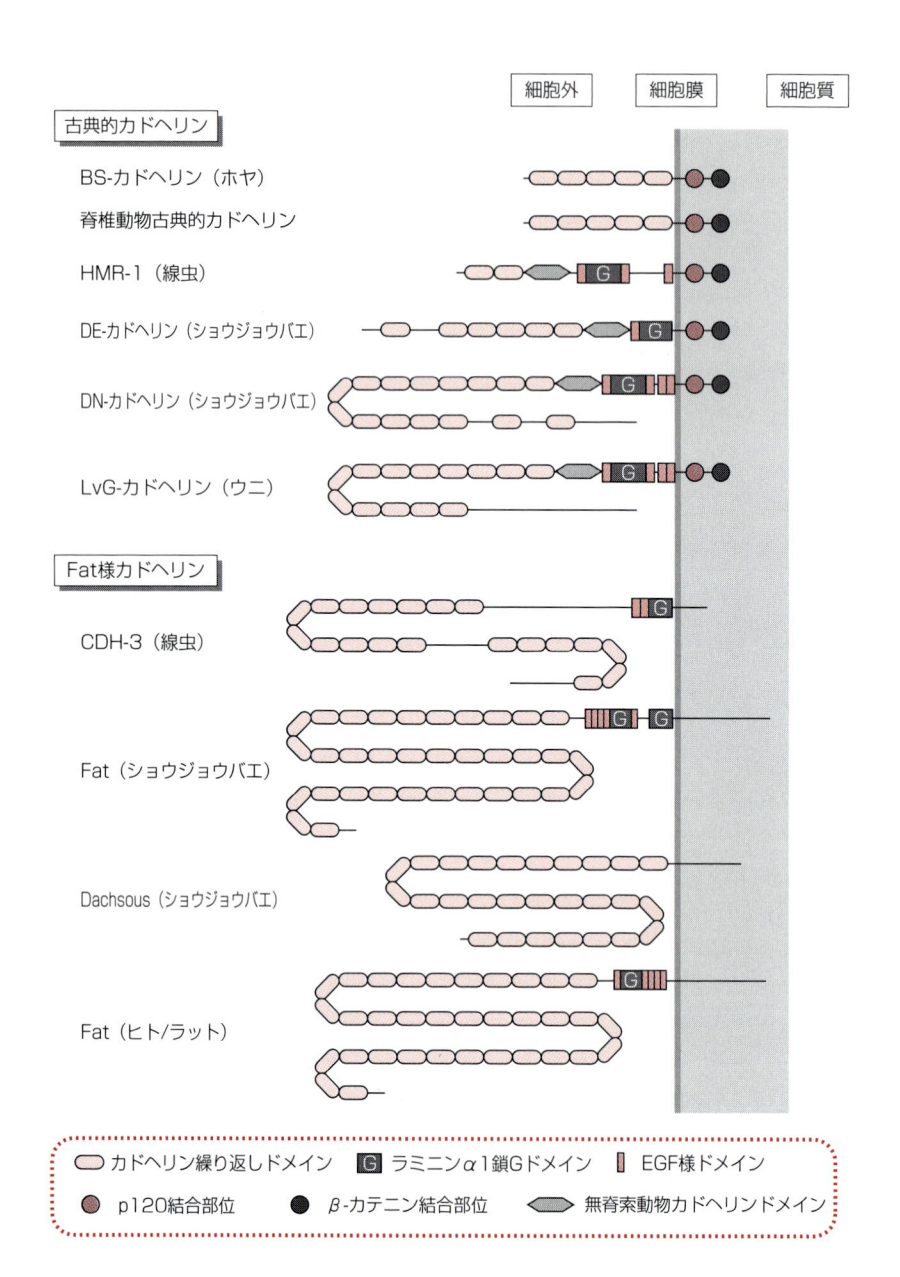

**図6-7 カドヘリンファミリーとドメイン構造**
(Tepass, U. : Curr. Opin. Cell Biol., 11 : 540–548, 1999参照)

増殖因子)様ドメインはあったりなかったりする．

## 5 カドヘリンの細胞接着機構

　カドヘリンは細胞同士の接着機能をもっていると述べてきたが，カドヘリンをタンパク質として精製するのはたいへんであった．ではどうやってその接着機能を解明してきたのか？　カドヘリンがないマウスL細胞やNeuro 2a細胞にカドヘリン遺伝子を導入し，細胞表面に特定のカドヘリンを強制的に発現させ，それらの細胞間接着機能を調べるという実験で研究されてきた．すると，同型のカドヘリンが発現した細胞同士の接着は見られたが，異なった型のカドヘリン同士では接着は起こらなかった．つまり，接着は**ホモフィリック**である．さらに**レクチン**をかけて強制的に細胞の集合体をつくっても，集合体の中で徐々に同型カドヘリン発現細胞同士が会合した．つまり，**細胞選別**の現象も再現できた．

　カドヘリンの細胞外ドメインのどの部分がどのように細胞接着を担っているのであろうか？

　カドヘリンのホモフィリックな結合にはEC1ドメインが重要である．EC1ドメインにあるアミノ酸の一文字表記で**HAV**(His-Ala-Val)というトリペプチドが多くのカドヘリンに共通しており，しかもHAVペプチドを溶液に加えると，カドヘリン同士の結合が阻害される．したがって，HAVがカドヘリンの結合に重要な役割を担っているに違いない．また，EC1ドメインのHAVのさらにN末端側にあるトリプトファン(Trp-2)もカドヘリン同士の結合に重要である．

　しかし，HAVは多くのカドヘリンに共通なので，同種のカドヘリン同士しか結合しないホモフィリック結合を説明できない．実は，結合特異性を担う配列はHAVを含めた前後が担っていて，E-カドヘリンではSHSHAVSS配列(Ser-His-Ser-His-Ala-Val-Ser-Ser)，P-カドヘリンではGHAVSEN(Gly-His-Ala-Val-Ser-Glu-Asn)，N-カドヘリンではRAHAVDIN配列(Arg-Ala-His-Ala-Val-Asp-Ile-Asn)である．

　カドヘリンの結合機構は次の2段階から成っている(図6-8)．こ

図6-8　カドヘリンの細胞接着機構

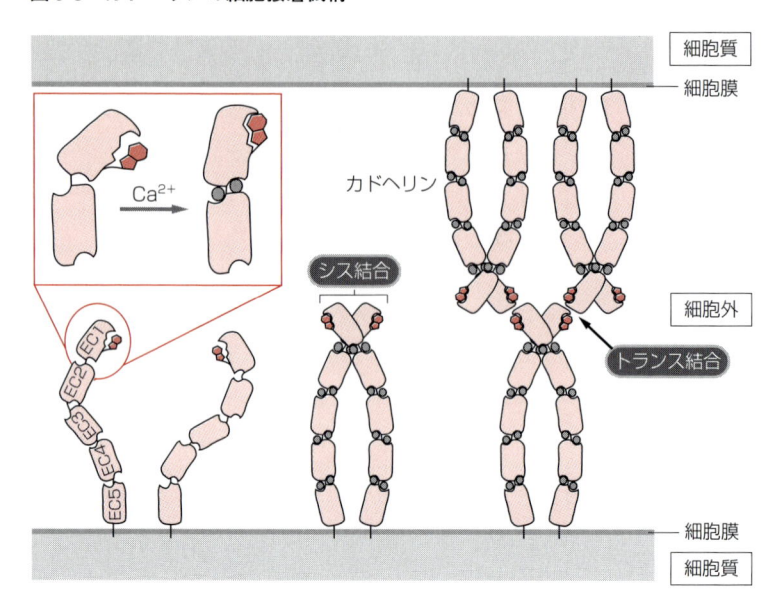

表6-3　カドヘリンの要点

| | |
|---|---|
| 分子量 | 120〜130kD（SDS-PAGE） |
| 種　類 | E型，P型，N型，R型，EP型，B型，T型，デスモグレイン，デスモコリンなど数10種 |
| 存在部位 | いろいろな細胞の細胞表面 |
| 結合分子 | 同型カドヘリン，$\beta$-カテニン，プラコグロビン（$\gamma$-カテニン），APCタンパク質，$Ca^{2+}$，コンカナバリンA |
| 生理活性 | 細胞同士の接着，発生における形態形成，癌転移抑制 |
| cDNA（一次構造） | 1987年 |
| 合　成 | それぞれの細胞 |
| 疾　患 | 器官形成異常（？），癌転移（？） |

のモデルはいくつかの研究室の成果をもとにしているが，ここでは，スイス・バーゼル大学の**エンゲル**（J. Engel）の1999年の論文を参照した．

　第1段階は，**シス結合**である．図6-8左に示すように，$Ca^{2+}$の作用でカドヘリン分子の高次構造が変化し，Trp-2がHAVのポケ

ットにカチッと収まり，同じ細胞膜上にある2つのカドヘリン分子が横に結合する．この段階でカドヘリン分子は横に2つ結合するので**シス二量体**(cis dimer)形成と呼ぶ．lateral dimer形成と呼ぶこともある．

　第2段階は，**トランス結合**である．図6-8右に示すように，シス二量体が別の細胞膜上のシス二量体と結合することで細胞同士が接着する．

　なお，生体内の形態形成にカドヘリンが機能している例はたくさん知られている．実験系で扱える例として，マウス初期胚の*in vitro*器官培養の例がある．肺胞の器官培養により肺胞の形態形成の進行状況を観察することができる．この実験系に，E-カドヘリンとP-カドヘリンの抗体を加えると，細胞同士の接着がうまくいかず，肺胞の形態形成が異常になるという結果が得られている．

　最後にカドヘリン分子の要点を表6-3にまとめた．

# 7 細胞間結合分子のものがたり

- ■細胞同士の結合には閉鎖結合と連絡結合の二型がある
- ■閉鎖結合であるタイトジャンクションはオクルディンとクローディンの両者が担う
- ■連絡結合のギャップジャンクションはコネクソンが担う
- ■連絡結合の化学シナプス結合は神経生物学の分野である

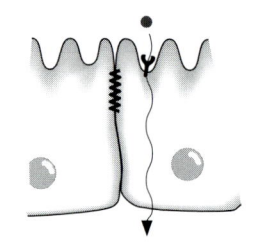

## 閉鎖結合：タイトジャンクション

### 1 タイトジャンクションの生理機能

　1963年，パレード（G. E. Palade，1974年ノーベル賞受賞）は，上皮組織を電子顕微鏡で観察し，上皮組織の細胞間結合構造の一つとして**タイトジャンクション**（**tight junction**：TJ, zonula occludensともいう）を発見した．タイトジャンクションは，上皮細胞同士あるいは内皮細胞同士を結合し，水も漏らさぬぴっちりした**閉鎖結合**（**occluding junction**）をつくる細胞－細胞間結合構造である．この結合により，皮膚の上皮細胞層，あるいは血管の内皮細胞層から体液は漏れ出てこない．体液は漏れ出てこないと書いたが，実は，特定のイオンなどは選択的に通る．

**図7-1 タイトジャンクション**

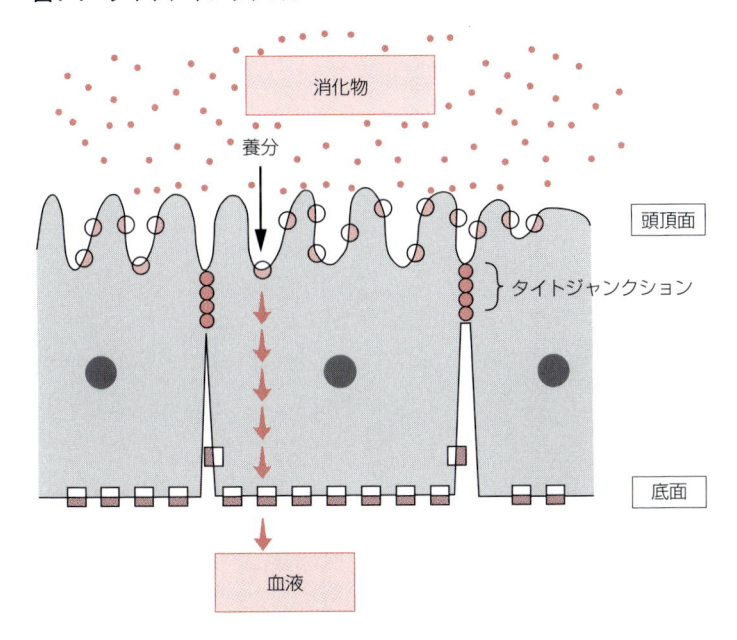

消化物
養分
頭頂面
タイトジャンクション
底面
血液

　タイトジャンクションの生理機能はよく理解されている．**小腸の上皮細胞**を例に説明しよう（図7-1）．小腸の上皮細胞層では，頭頂面（apical surface）のすぐ下にびっしりとタイトジャンクションが形成されている．上皮細胞は小腸で消化した養分（たとえば，グルコース）に接している．グルコースなどの養分は，細胞の頭頂面で細胞質内に取り込まれ，細胞内を運ばれたあと，細胞の底面（basolateral surface）から細胞外の血液中に放出される．これが小腸における養分吸収のミクロな過程で，経細胞輸送と呼ばれる．

　このとき，上皮細胞間の結合がゆるくて血液中に取り込んだ養分が逆流してしまったら，物質の輸送ができず元も子もない．上皮細胞層では，グルコースなどの養分はもちろん，高分子，イオン，体液などが漏れないように，細胞間の結合をピチッとする必要がある．また，図7-1の養分の取り込みで示すように，細胞膜上の輸送タンパク質のうち，入口用のレセプター分子は頭頂面にのみ局在し，出口用のレセプター分子は底面にのみ局在する必要

がある．輸送タンパク質は細胞膜の脂質二重層平面を自由に動くことができる．しかし，これらの輸送タンパク質が混在してしまうと，上皮細胞は養分を一方向に移送できない．輸送タンパク質の分布を維持しているのもタイトジャンクションである．したがって，タイトジャンクションは**細胞の極性**を保つ仕組みの1つにもなっている．

なお，すべての上皮組織のすべてのタイトジャンクションの機能が全く同じというわけではない．どの分子を透過させ，どの分子を透過させないかは組織によって異なっていて，組織の生理機能に適合している．ある種の組織では，細胞外の$Ca^{2+}$を除くとタイトジャンクションがくずれ，物質輸送系のレセプター分子が混在してしまい，機能に異常が生じる．

## 2 オクルディンの発見：月田承一郎の功績

タイトジャンクションの構成タンパク質の解明は，京都大学の**月田承一郎**（図7-2）の研究によるところが大きい．電子顕微鏡を用いて細胞接着構造を解析していた月田は，当時なかなか解明が進まないタイトジャンクションに着目した．解明が進まない理由は，タイトジャンクションの構成タンパク質が可溶化できない，し

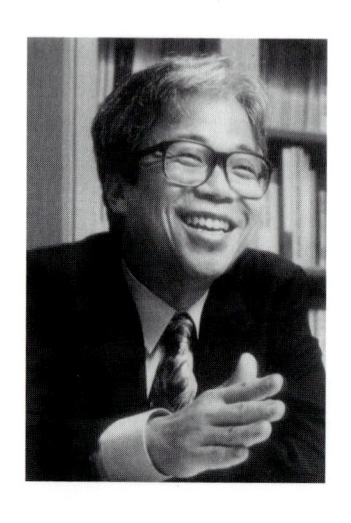

図7-2　月田承一郎氏

たがって精製できなかったことが挙げられる．また，構成タンパク質がタイトジャンクションというピッチリした細胞構造の中に強く組み込まれているため，抗体を細胞外から加えても細胞間結合の阻害活性がみられなかったこともある．このようなケースのタンパク質の解析は，**モノクローナル抗体**作製，**cDNA**によるアミノ酸配列決定，**遺伝子ノックアウト**による生理機能解析など，新しいバイオ研究技術の発展を待つしかなかったのである．

現在，タイトジャンクションの構成タンパク質は11種類知られている．ZO-1，ZO-2，ZO-3，AF-6，シングリン(cingulin)，シンプレキン(symplekin)などの9種類が膜裏打ちタンパク質で，オクルディンとクローディンの2種類が膜介在型タンパク質である．

1986年，タイトジャンクション最初のタンパク質である**ZO-1**(zonula occluddens-1)がアメリカで発見された．分子量220kDのリン酸化タンパク質で，現在はcDNA塩基配列，タンパク質一次構造，ドメイン構造，結合タンパク質も解明されている．しかし，ZO-1は膜裏打ちタンパク質であって細胞外部分がない．今まで別の章で述べてきたように，細胞膜裏打ちタンパク質を通して細胞間結合の強度を保つだけでなく，細胞内情報伝達が行われているので，細胞膜裏打ちタンパク質は重要である．しかし，細胞外部分がなければ細胞接着分子の本命でないことは明白である．そこで，ここでは細胞外部分をもつ膜介在型タンパク質を中心に解説したい．膜介在型タンパク質を発見した京都大学の月田承一郎に敬意を表して，彼らの研究成果に沿って，以下に話を進める．海外の研究を十分に紹介できないこと，細胞内情報伝達，リン酸化の関与，アクチン線維の配向には触れないことをあらかじめ断っておく．

1993年，月田らは，ヒヨコ肝臓のタイトジャンクションをラットに免疫し，タイトジャンクションに対するモノクローナル抗体を得た．このモノクローナル抗体は免疫電子顕微鏡でタイトジャンクション部分に反応することから，抗原はタイトジャンクションの構成タンパク質であると考えた．結局，cDNAの分離によりアミノ酸配列を決定し，そのタンパク質を**オクルディン**(occludin．

図7-3 オクルディンの分子構造

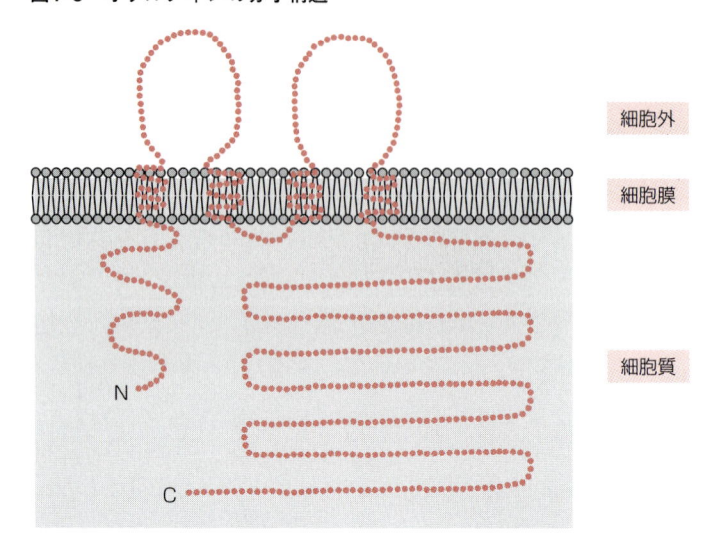

細胞外
細胞膜
細胞質

occludeは閉じるという意味のラテン語）と命名した．オクルディンは分子量65kDで4回膜貫通型のタンパク質であった（図7-3）．膜を4回貫通していることから，細胞外のループは2つあることになる．ループそれぞれは約40個のアミノ酸からできている．N末端に近い細胞外ループは，約40個のアミノ酸の70％がチロシンかグリシンというかなり特殊なアミノ酸構成である．これがタイトジャンクションの特性と関係しているのだろう．

　ところが，オクルディンの遺伝子を欠損した**ノックアウトマウス**をつくり，その細胞を*in vitro*で上皮細胞に分化させたところ，予想に反してタイトジャンクションが形成できたのである．ということは，オクルディンはタイトジャンクション形成に必須ではないということになる．喜びは一転した．月田は本命は別にあると考えるしかなかった．苦汁を飲む思いで最初から実験データを見直した．

### 3 クローディンの発見：月田承一郎のさらなる功績

　タイトジャンクションの精製過程でオクルディンと一緒に分離

**図7-4 クローディンの分子構造**

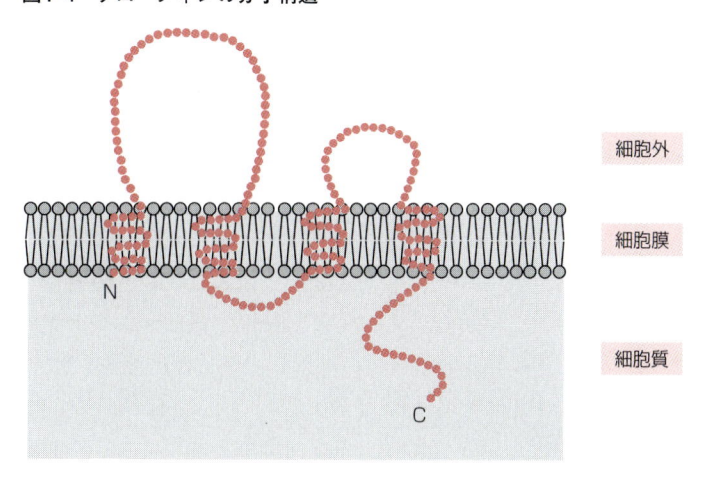

細胞外
細胞膜
細胞質

されてくる別のタンパク質はないだろうか？ 実験データを見直してみると，23kDのタンパク質がなくもない．イチかバチかこの23kDタンパク質のcDNAを同定し，塩基配列を決定した．推定されたアミノ酸配列は，幸運なことに，4回膜貫通型のタンパク質であった．月田は，このタンパク質を**クローディン**（**claudin**. claudereは閉じるという意味のラテン語）と命名した（図7-4）．

　タイトジャンクションをもたないマウスL細胞にクローディンを強制的に発現させると，細胞間結合が起こり，人工的ではあるがタイトジャンクションが形成された．オクルディンも発現させると，オクルディンもこの人工的なタイトジャンクションに組み込まれている．それで，タイトジャンクションはオクルディンとクローディンの両者でできていると考えた．今度こそ，本命の分子を発見したようだ．

　さらに詳しく調べると，クローディンは遺伝子ファミリーを形成していて，19種類のクローディンが見つかった．それらは，臓器特異的で，たとえば，クローディン-1はいろいろな臓器で発現しているが，クローディン-3は肺と肝臓にしか発現していない．クローディン-5は脳，心筋，骨格筋の内皮細胞に発現している．ク

ローディン-6は胎児のいろいろな臓器に発現するが成体では発現していない．

では，これらオクルディンとクローディンはどうやってタイトジャンクションを形成しているのか？ 1つのタイトジャンクションは1種類のクローディンでできているのか？ クローディンは同じクローディン分子のみが結合する**ホモフィリック**結合か？ それとも異なるクローディン分子のみが結合する**ヘテロフィリック**結合か？

各クローディン分子をマウスL細胞に発現させ，その時のタイトジャンクション形成を解析すると，1つのタイトジャンクションにいろいろなクローディンが混じり合ってできている．クローディン同士の結合は，ホモフィリック結合，ヘテロフィリック結合，全く結合しない，のなんでもありだった．ヘテロフィリック結合例を具体的に書いてみよう．たとえば，クローディン-1とクローディン-3はヘテロフィリック結合する．クローディン-2とクローディン-3もヘテロフィリック結合する．しかし，クローディン-1とクローディン-2はヘテロフィリック結合しない．つまり，発現される19種類のクローディンの，その各クローディン同士の結合特性によって多様な細胞間結合が形成されると考えられる．

## 4 クローディン分子と疾患

**低マグネシウム血症**というヒトの遺伝病が知られている．血液中のマグネシウムは腎臓から尿中に出るが，大部分は腎臓内で血液中に再吸収される．低マグネシウム血症の患者はこの再吸収が全くできない．それで血液中のマグネシウムが極端に少なくなるという遺伝病である．マグネシウムは腎臓内のタイトジャンクションを通って再吸収される．

1999年，サイモン(D. B. Simon)らは，パラセリン-1(paracellin-1)というタンパク質の分子異常によって低マグネシウム血症が生じることを発見した．19種類のクローディンがあると述べたが，パラセリン-1はクローディン-16と同じであった．つまり，低マグネシウム血症はクローディンの分子異常による病気であったのだ．

# 連絡結合：ギャップジャンクションと化学シナプス結合

### 1 コネキシン：ギャップジャンクションを担う分子

　**連絡結合**（**communicating junction**）は細胞-細胞間結合の一種で，結合している細胞同士が情報伝達しているケースである．連絡結合には，ギャップジャンクションと化学シナプス結合がある．

　**ギャップジャンクション**（**gap junction**，ギャップ結合）の研究は，1958年，ザリガニの2つの神経細胞間に電圧をかけたとき，大量の電流が流れる現象を観察したことに始まる．大量の電流が流れるということは両細胞間に無機イオンが自由に往来する構造があることを示していて，この構造をギャップジャンクションと名づけた．ギャップジャンクションの主要構成タンパク質は**コネキシン**（**connexin**）である．

　1986年，ラットとヒトのコネキシンcDNAがクローニングされ，一次構造が解明された．それによると，コネキシンは単量体分子量30kDで，M1～M4の4つの膜貫通構造をもち，E1とE2の2つの細胞外ドメインをもち，それに，CL，N末端，C末端が細胞質に入っている膜タンパク質である（図7-5A）．コネキシンが六量体となって六角形ドーナツ状の**コネクソン**（**connexon**）を形成し，2つの細胞の細胞表面膜上で向かい合い12量体の細胞間チャネルとなる．ギャップジャンクションは，この細胞間チャネルの真ん中にできた中空部分を分子量1～1.5kDの低分子物質が往来できるという構造である．中空部分の直径は約3 nmなので大きな分子は通過できない．細胞間の連絡は化学シナプスよりも速く，確実である．そのために，ギャップジャンクションは魚や昆虫の**逃避行動**を支配する神経細胞や，物質代謝が同調しているいろいろな組織の細胞群に存在している．

　ギャップジャンクションを介した物質の往来は，低分子が中空部分を通過するという受動的な移動だけではない．調節機構が働

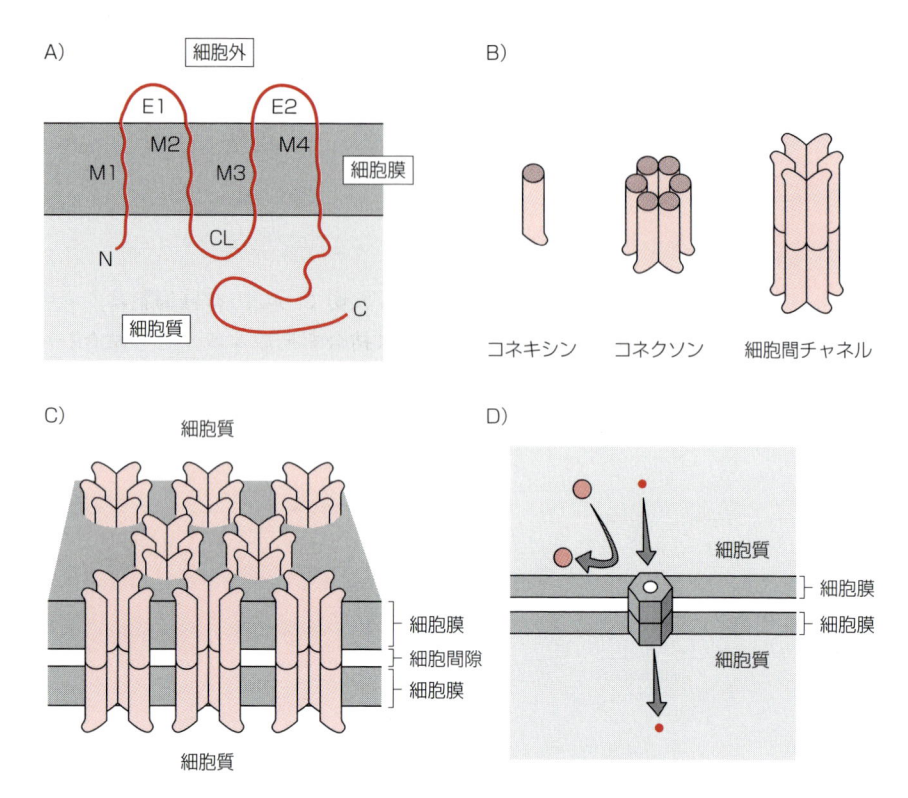

**図7-5 ギャップジャンクションの構造：コネキシンとコネクソン**
A) コネキシン1分子のポリペプチド構造．B) コネキシンが6個集まってコネクソンに，コネクソンが向かい合って細胞間チャネルになる．C) 細胞間チャネルが細胞膜に多数埋め込まれている．D) 細胞間チャネルを低分子は通るが，高分子は通れない

いている．たとえば，細胞内のpHが低下したり，$Ca^{2+}$が増加すると物質の移動は低下する．またグルカゴンが放出されると，肝細胞ではコネクソンがリン酸化され，物質の移動は活発となる．

## 2 化学シナプス結合を担う分子

化学シナプス結合（chemical synaptic junction）は神経細胞に特有の連絡結合で，細胞から細胞へ興奮を伝える結合である．この結合ではまず，シナプス前細胞がシナプス小胞（synaptic vesicle）中に蓄えておいた低分子の神経伝達物質（neurotransmitter）を，刺

激に応じてシナプス間隙に放出する．この神経伝達物質をシナプス後細胞の細胞膜上にある特異的レセプターが受け取り，細胞が興奮する．このように1つ1つ，化学伝達物質の放出と受け取りを介して，細胞間に情報を伝達する．そこでの細胞-細胞間結合を化学シナプス結合と呼んでいる．

　神経細胞間の結合によって情報の流れが決定されてしまうので，神経細胞間の結合特異性はとても大切である．神経細胞は，発生の特定時期に特定の化学シナプス結合を形成する．この結合を担う分子，結合の特異性を決める分子，結合による細胞機能の調節などはとても興味深いが，実はまだよくわかっていない．また，細胞接着というとき，研究者は化学シナプス結合の細胞接着分子を主要な研究対象として扱っていない．したがって，興味深い分野であるが，この本では化学シナプス結合は広義の「細胞接着」の一つだというだけにして，これ以上触れないでおくことにする．興味がある人は神経細胞生物学としてまとめて学んだ方がいい．

# 8 セレクチンものがたり
## ―― 免疫系の細胞接着分子

■セレクチンは免疫系で機能する細胞接着性タンパク質である
■セレクチンは白血球, 血管内皮細胞, 血小板にある
■セレクチンはシアル酸含有糖鎖と結合する
■セレクチンはレクチン様ドメイン, 上皮増殖因子様ドメイン, 補体調節タンパク質ドメインをもつ

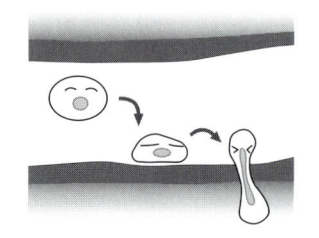

## セレクチンの発見

### 1 リンパ球ホーミングレセプターが発見!

　1964年, ゴーワンス(J. Gowans)は, 特定のリンパ器官から採ったリンパ球を動物に注射すると, 採取した元のリンパ器官にリンパ球が戻るというリンパ球の**ホーミング**(**homing**)現象を発見した. 脈管系の白血球のうち, **リンパ球**だけが血管系からリンパ系へ, またリンパ系から血管系へと動き回る(trafficking). 1980年頃, このホーミングの仕組みは, 各リンパ器官にある血管内皮細胞が特定のリンパ球を接着するためではないかと示唆され, その接着分子の探索が始まった.

　1983年, アメリカ・スタンフォード大学の**ブッチャー**(E. C. Butcher)は, リンパ球の表面分子を認識する**Mel-14**というモノ

クローナル抗体を作製した．ある種のリンパ球は，末梢リンパ節（peripheral lymph node：PLN）の高内皮細静脈（high endothelial venules：HEVs）と呼ばれる特殊な**血管内皮細胞**に接着し，その内皮細胞の間を通り抜けて血液中からリンパ系へ移行することが知られている（仕組みは図8-1と似ている）．Mel-14は，このリンパ球に反応し，リンパ球の高内皮細静脈への接着を阻害したのである．しかし，別のリンパ器官である小腸のパイエル板（Peyer's patch）にリンパ球が接着するのを，Mel-14は阻害できなかった．つまり，接着阻害作用に組織特異性があったのだ．このMel-14の抗原分子こそ，リンパ球が特定の末梢リンパ節に戻るのに必要な**ホーミングレセプター**であった．抗原分子の同定の結果，その分子はリンパ球の細胞表面にある分子量90〜100kDの糖タンパク質であることが判明した．

　リンパ球表面のホーミングレセプターが結合する相手は，後述するように，高内皮細静脈の細胞表面に発現しているシアル酸含有糖鎖である．第7章まで述べてきた細胞接着分子の結合相手のほとんどはタンパク質であって糖ではない．糖鎖のみを認識するという細胞接着の仕組みは，画期的なことであった．

## 2 ELAM，PADGEM，GMP-140も発見！

　リンパ球ホーミングとは別の分野で別の研究が進んでいた．組織が損傷するなど組織に有害な刺激によって，組織が局所的に反応し，赤く腫れたりうずいたりするのを**炎症**（**inflammation**）という．

　炎症部位では，通常は閉じている毛細血管が開き，血流量が増加する．さらに細静脈の内皮細胞の間が開き，まず血漿成分が組織間質へ浸出する．続いて，好中球，単球，リンパ球が内皮細胞表面上を軽く接着しながら転がり（ローリング），次いでしっかり接着して内皮細胞の間にもぐり込んで組織間質へと出ていく（図8-1）．

　この内皮細胞上での白血球のローリングは，炎症によって生じた**サイトカイン**が内皮細胞を活性化し，内皮細胞表面に細胞接着分子を発現させることによって起こる．1989年，この細胞接着分

子が同定され，**イーラム**（endothelial leukocyte adhesion molecule：**ELAM**，内皮白血球接着分子）と命名された．なお炎症部位では，その後，血漿成分と細胞成分の活性化因子が組織の細胞増殖を促し，組織が修復されていく．

1989年，上記とはまた別の研究系列で血小板の新しい細胞接着性タンパク質が報告された．血小板内の$\alpha$顆粒は，血液凝固刺激の数分後に血小板の細胞表面膜に融合し$\alpha$顆粒の内容物を細胞外に放出する．と同時に，血小板表面に細胞接着分子が現れる．この接着分子によって好中球や単球が血小板に接着する．この細胞接着分子が同定され，**パドジェム**（platelet activation-dependent granule external membrane protein：**PADGEM**，血小板活性化依存性顆粒球細胞外膜タンパク質）と命名された．

同様に，内皮細胞が刺激されると内皮細胞内の顆粒である**ベイベル‐パレイド体**（**Weibel-Palade body**）が壊れて，内皮細胞表面に細胞接着分子が現れる．1989年，ベイベル‐パレイド体の中の細

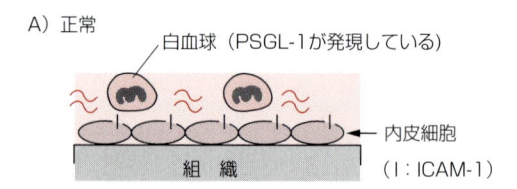

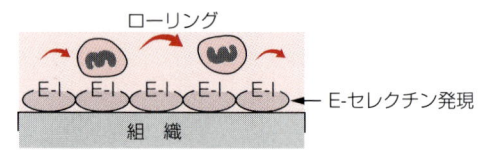

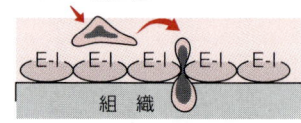

**図8-1 白血球の血管内皮細胞への接着と組織への浸潤**

接着分子が同定され，**GMP-140**(granule membrane protein，分子量140kD)と命名された．

### 3 なんとホーミングレセプターやELAMなどは同じ仲間だった！

1989年3月，ホーミングレセプター，ELAM，PADGEM，GMP-140のcDNAクローニングがそれぞれに独立に報告された．驚いたことに，これらの分子はそのアミノ酸配列の相同性から，同じファミリーに属することが明白であった．アミノ酸配列の解明により，研究は急速に発展しはじめたのだ．

1991年，これらの分子は，上記以外にもいろいろな名称で呼ばれ混乱してきたので，新しい統一名がつけられた．糖を認識することはホーミングレセプターにしか知られていなかったが，その性質を示すタンパク質の名称である**レクチン**(**lectin**)と，択ぶ(select)という用語を合成して，**セレクチン**(**selectin**)と命名された(表8-1)．

表8-1 セレクチンファミリー

| 旧名称 | 所有細胞 | 発現 | 標的細胞 | 結合リガンド | 推定機能 |
|---|---|---|---|---|---|
| L-セレクチン CD62L, LECAM-1, LAM-1, Mel-14抗原 | リンパ球・好中球・単球などのすべての末梢白血球，ただし一部のメモリー細胞を除く | 刺激なしでも常に発現している．活性化で減少 | 高内皮細静脈細胞，活性化血管内皮細胞 | GlyCAM-1, CD34, MAdCAM-1, Sgp200, PSGL-1, E-セレクチン | リンパ球ホーミング，好中球炎症作用 |
| E-セレクチン CD62E, ELAM-1, LECAM-2 | 血管内皮細胞(転写レベルで活性化) | インターロイキン1，腫瘍壊死因子，リポポリサッカライドの刺激で数時間内に転写レベルで活性化 | 好中球，単球，活性化T細胞，活性化B細胞，NK細胞，好塩基球，癌細胞 | PSGL-1, ESL-1, L-セレクチン | 白血球炎症作用，癌細胞転移 |
| P-セレクチン CD62P, GMP-140, PADGEM | 血管内皮細胞(ベイベルーパレイド体から放出)，血小板(α顆粒から放出) | トロンビン，ヒスタミン，サブスタンスP，過酸化水素の刺激で数分内に活性化 | 好中球，単球，リンパ球 | PSGL-1, CD24 | 白血球炎症作用 |

新しい分類では，Mel-14抗原分子はL-セレクチン（L：leukocyte，白血球），ELAMはE-セレクチン（E：endothelial，内皮），PADGEMとGMP-140はP-セレクチン（P：platelet，血小板）というわけである．なお，セレクチンは今のところこの3分子しか見つかっておらず，インテグリン，カドヘリン，免疫グロブリンスーパーファミリーが数10分子以上あるのと対照的である．

# セレクチンの構造と結合分子

## 1 セレクチンの構造と活性部位

図8-2にセレクチンのドメイン構造を示す．セレクチンは，N末端に約120アミノ酸残基から成るレクチン様ドメインが1つある．このレクチン様ドメインは，$Ca^{2+}$依存的に糖と結合するタイプ（Cタイプレクチン）である．次いで，30〜40アミノ酸残基から成る

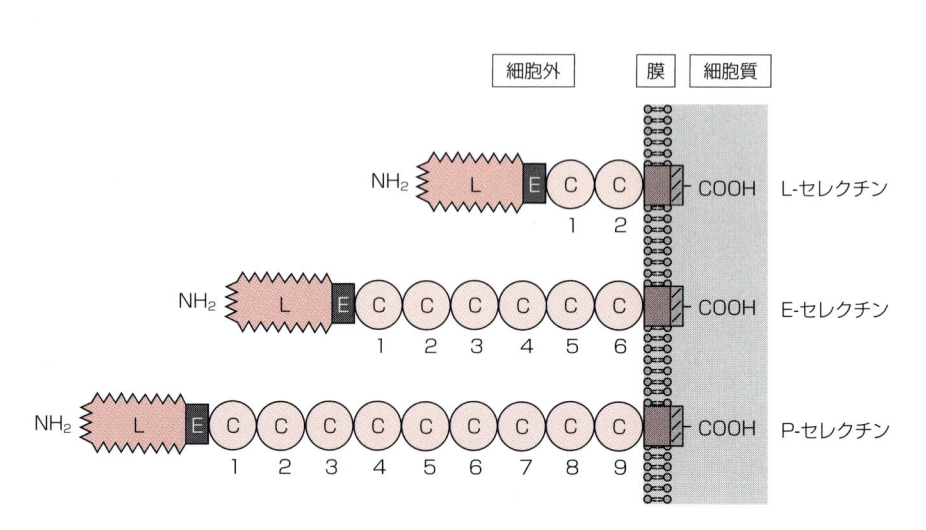

**図8-2 セレクチンのドメイン構造**
L：レクチン（lectin）様ドメイン，E：上皮増殖因子（epidermal growth factor：EGF）様ドメイン，C：補体調節タンパク質（complement regulatory protein）様ドメイン

上皮増殖因子(epidermal growth factor：**EGF**)様ドメインが1つある．さらに，1個当たり約60アミノ酸残基から成る補体調節タンパク質(complement regulatory protein：CRP)様ドメインが2，6，9個ある．これらが細胞外の部分で，続いて膜貫通ドメインがあり，最後に17～35アミノ酸残基という小さな細胞質ドメインがある．セレクチンはLEC-CAM(レックキャムと読む)とも呼ばれていたが，これはLectinのL，EGFのE，CRPのCと細胞接着分子のCAM(cell adhesion molecule)を合成したものである．

　セレクチンのドメインのうち細胞接着に機能するのはどの部位だろうか？　セレクチンの接着を阻害するモノクローナル抗体のエピトープは，セレクチンのレクチン様ドメインとEGF様ドメインにあるので，この部分が重要そうである．遺伝子組換え法でセレクチンの分子構造を一部欠損させた研究や融合セレクチン分子の研究結果にも矛盾しない．

　そこで，さらに活性部位を絞るため，この部分のいろいろなペプチドを化学合成した．固相化した精製P-セレクチンに好中球を *in vitro* で接着させる実験系にこのペプチドを加えて，ペプチドの影響を調べた．するとN末端からのアミノ酸番号23～30番のYTDLVAIQ，54～63番のRKNNKTWTWV，70～79番のTNEAENWADNの3種のペプチドが阻害作用を示すことが，1992年に報告された．

　E-セレクチン，L-セレクチンにも同様な配列部分がある．E-セレクチン，L-セレクチンでも，これらのペプチドは有効なのだろうか．実験の結果，70～79番のペプチドはP-セレクチンにしか効かないが，他はどれも阻害作用をもっていた．

　これらのペプチドは，セレクチンの$Ca^{2+}$結合部位でもある．ただし，インテグリンやカドヘリンの$Ca^{2+}$結合部位のアミノ酸配列とは異なっている．どうやら，これらのペプチドが活性部位のようである．一方，部位特異的突然変異の解析によると，上記の3つのペプチド以外の部位が重要だという報告もある．活性部位はまだ特定できたとはいえない．

## 2 セレクチンの結合リガンドを探せ！

セレクチンの結合相手は当初，L-セレクチンを中心に解析が進んだ．*in vivo* で見られるリンパ球のホーミングの仕組みを解析するには，*in vitro* の簡単な実験系が必要であった．1976年，末梢リンパ節の凍結切片の高内皮細静脈にリンパ球を結合させる *in vitro* の実験系が確立し，研究が始動した．

この *in vitro* 細胞間接着の実験系で，リンパ球の結合を阻害する物質として糖が浮上してきた．まず，マンノース-6-リン酸が阻害した．しかし，マンノース-6-リン酸の有効濃度がmMオーダーという高濃度だったので本命であるハズがない．次いで，フコイジン（fucose-4-sulfate：fucoidin）やPPME（polyphosphomannan ester，マンノース-6-リン酸の多量体）がもっと低濃度で阻害した．しかし，生体内の存在量から考えて，それほど有望視されなかった．1985年，末梢リンパ節の凍結切片をシアリダーゼ処理するとリンパ球の接着は大幅に低下した．このことから，シアル酸やフコースを含むオリゴ糖がリンパ球の接着に関与していると考えられるに至った．

ところが，L-セレクチンのリガンドを発現する細胞株がなかったため，L-セレクチンのリガンドを探索する研究はそれ以上進まなかった．代わって，E-セレクチンの糖鎖リガンドが研究された．1990年秋，シアル酸とフコースを含むオリゴ糖，**シアリル Lewis x**（**sialyl Lewis x**，シアリルルイスエックス：**sLe$^x$**，図8-3）が，E-セレクチンの糖鎖リガンドであると3つの研究室が独立に報告した．

一方，ある種のリンパ球はsLe$^x$を合成できない細胞にもE-セレクチンを介して結合し，その結合はモノクローナル抗体HECA-452で阻害された．このモノクローナル抗体のエピトープを解析したところ，**sLe$^a$**（図8-3）というsLe$^x$によく似た別の糖鎖がエピトープであった．E-セレクチンを発現させた細胞は，プラスチックにコートしたsLe$^x$，sLe$^a$のどちらにも結合する．このことから，sLe$^x$，sLe$^a$の両方がE-セレクチンの糖鎖リガンドであることが確立された．この糖鎖リガンドを他のセレクチンでも試した結果，sLe$^x$，

シアリルLewis x (sLe^x)

Neu5Ac α2−3Galβ1−4GlcNAcβ1−R
　　　　　　　　　　3
　　　　　　　　　　|
　　　　　　　　　Fuc α1

シアリルLewis a (sLe^a)

Neu5Ac α2−3Galβ1−3GlcNAcβ1−R
　　　　　　　　　　4
　　　　　　　　　　|
　　　　　　　　　Fuc α1

**図8-3　セレクチン結合糖鎖の構造**
Neu5Ac：N-アセチルノイラミン酸（シアル酸），Gal：ガラクトース，GlcNAc：N-アセチルグルコース，Fuc：フコース

sLe$^a$は，セレクチン共通の糖鎖リガンドであることがわかってきた．

　他のリガンドとして，L-セレクチンはPPMEやスルファチド，P-セレクチンはフコイジンを認識している．各セレクチンとリガンドとの結合の強さは十分解明されていないので，*in vivo*ではセレクチンがどのリガンドと結合するのか明白ではない．もちろん，接着する相手細胞がその糖鎖リガンドを発現していなければ接着はできない．

## 3 セレクチンの細胞表面レセプターを探せ！

　上述した糖鎖リガンドは細胞にどのように組み込まれているのだろうか？　考えられるのは，タンパク質か脂質を支持体にしているケースである．以下に述べる**GlyCAM-1**(glycosylation-dependent cell adhesion molecule-1，糖合成依存性細胞接着分子1)は，L-セレクチンの結合相手として研究されてきたものである．

　ヒトIgGにL-セレクチンを融合させたL-セレクチン-IgGキメラ分子は水溶性なので，L-セレクチンの動態を研究するのに便利である．このキメラ分子がどの組織に結合するかを調べると，末梢リンパ節に結合するがパイエル板には結合しない．末梢リンパ節の凍結切片をシアリダーゼ処理すると，L-セレクチン-IgGキメ

ラ分子は結合できなくなる．つまり，このキメラ分子はL-セレクチンの結合特異性をちゃんともっている．

　末梢リンパ節の高内皮細静脈は，硫酸の取り込み量が多い．このことを利用して，器官培養により[$^{35}$S]硫酸を高内皮細静脈に取り込ませ，組織溶解後，L-セレクチン-IgGキメラ分子に結合する分子を選択的に沈殿させた．すると，分子量50kDの硫酸化糖タンパク質が主に，分子量90kDの硫酸化糖タンパク質がマイナーに得られた．

　1992年，アメリカのジェネンテック社のラスキー(L. A. Lasky)がこの50kD分子のcDNAクローニングに成功したが，アミノ酸残基の約30％がセリン，スレオニンで，分子量の約70％が糖という新しいムチン様タンパク質であった．糖依存性の細胞接着分子とい

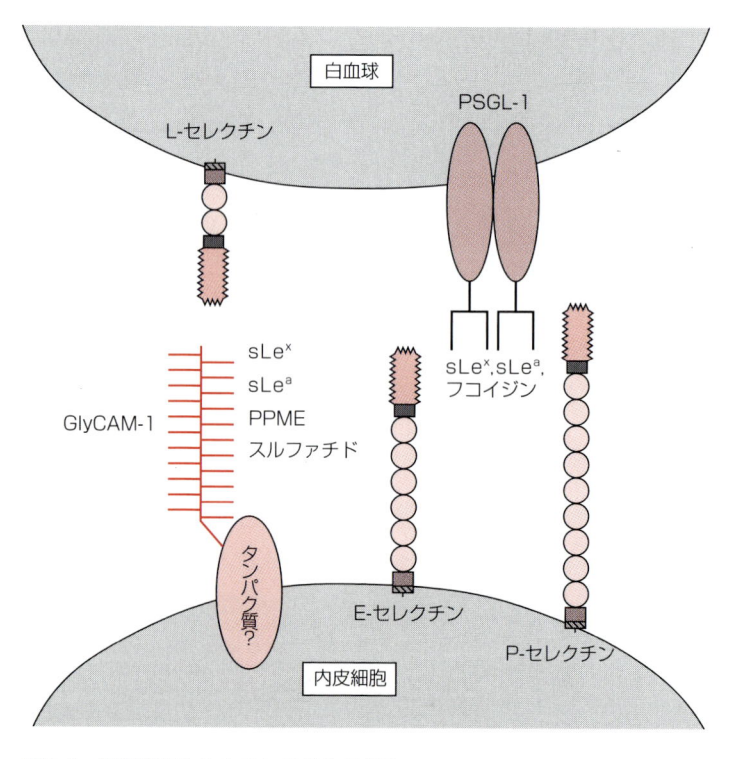

**図8-4　細胞表面セレクチンの結合モデル**

うことで，これをGlyCAM-1(glycosylation-dependent cell adhesion molecule-1)と命名した．

マウスのGlyCAM-1は132個のアミノ酸から成り，細胞外ドメインのムチン様構造に付加しているsLe$^x$を介してL-セレクチンに結合する．このことは，L-セレクチン-IgGキメラ分子のGlyCAM-1への結合が，sLe$^x$とよく似たオリゴ糖で阻害されることからも裏づけられた．ところが，タンパク質の一次構造からみてGlyCAM-1は膜貫通領域がない．C末端の両親媒性の21アミノ酸部分が細胞膜に挿入しているのか，別の膜分子と結合しているのか，今のところ定かではない．

なお，L-セレクチン，P-セレクチン，E-セレクチンがリガンドと対応する全体像を図8-4に示した．

# 炎症の場で機能するセレクチン

### 1 白血球のローリングの仕組み

血管系でのセレクチンの役割が生体内とよく似た条件下で解析された．生きたマウス個体を開腹し，血管を含む組織を引っぱり出して広げ，血管内を流れる白血球の動きを顕微鏡下で見ることができる．すると，通常は血液が速く流れていて，その血流にのって白血球も同じ程度の速さで流れている(図8-1A)．

ところがその組織に炎症が生じると，血管内皮細胞のP-セレクチンが数分で発現する．さらに炎症部位から放出された**インターロイキン1β**(**interleukin-1β**：**IL-1β**)，**ヒスタミン**，補体因子，**腫瘍壊死因子**(**tumor necrosis factor**：**TNF**)が内皮細胞を転写レベルで活性化する．その結果，数時間で血管内皮細胞表面にE-セレクチンとP-セレクチンが発現してくる．また，白血球上では，L-セレクチンが常に発現しており，これらの細胞接着分子により，白血球は血管内皮細胞表面上を血流の1/100程度のスピードで，あたかも転がっているかのようになる(図8-1B)．この転がっている

ステップを**ローリング**（rolling）と呼ぶ．図8-1Bでは白血球を丸く描いたが，実際は白血球表面に微小突起がたくさん出ている．微小突起の先端にL-セレクチンがあり，血管内皮細胞表面上を転がる時，微小突起の先端部分は切り取られる．

**ノックアウトマウス**の実験の示すところ，血管内皮細胞表面のE-セレクチンとP-セレクチンは，そのどちらか一方が欠けてもローリング機能にはほとんど影響しないが，両方を同時に欠くとローリングは極端に悪くなる．

血管内皮細胞表面上のE-セレクチンとP-セレクチンに相互作用する白血球上の分子は**PSGL-1**（P-selectin glycoprotein ligand-1）である．PSGL-1は単量体分子量110kDのホモ二量体で，細胞膜を1回貫通したムチン様タンパク質である．細胞外ドメインにはセリン，スレオニン，プロリンを多く含む10アミノ酸の15回あるいは16回繰り返し構造がある．E-セレクチンとP-セレクチンに相互作用するには，PSGL-1のN末端付近のチロシンが硫酸化されかつ57番目のスレオニンにsLe$^x$が付加される必要がある．

ローリングではセレクチン以外の細胞接着分子も関与する．ローリングの時に，白血球上の**インテグリン**$\alpha_4\beta_7$は血管内皮の細胞接着分子の一つである**MAdCAM-1**（mucosal addressin cell adhesion molecule-1）とも結合する．MAdCAM-1は第6章で述べた**免疫グロブリンスーパーファミリー**の1つで分子量は58〜66kDである．

## 2 ローリング後の強い細胞接着

ローリングしている時に内皮細胞から**ケモカイン**（**chemokine**）が放出される．なお，ケモカインという物質は，ケモカインレセプターに結合する小さなペプチドで，たくさんの分子種がある．たとえば，fMLP（エフエムエルピーと読む，N-formyl-Met-Leu-Phe），ロイコトリエンB4（LTB4），活性化補体因子5a（C5a），血小板活性化因子（PAF）などがケモカインで，合計すると数10種類ある．数10種類あるケモカインはシステイン（Cys：C）の存在様式に基づく分子構造の特徴から，CXC型，CC型，C型に3大分類され

ているが，本書ではこれ以上立ち入らない．

　ケモカインは白血球膜上にあるケモカインレセプターに結合し，ケモカインレセプターの情報が細胞質にある**低分子量Gタンパク質**（第4章で述べた）に伝わり，低分子量Gタンパク質の情報が**細胞骨格系**を介し白血球を活性化する．白血球の活性化に伴い，白血球膜の**インテグリン**であるLFA-1，Mac-1，$\alpha_4\beta_1$，$\alpha_4\beta_7$が活性化され，それぞれ，内皮細胞膜上の細胞接着分子に結合し，白血球と内皮細胞の強い接着が起こりローリングが止まる．ここでの細胞接着分子の組み合わせは，LFA-1に対しICAM-1とICAM-2，Mac-1に対しICAM-1，インテグリン$\alpha_4\beta_1$に対しVCAM-1，インテグリン$\alpha_4\beta_7$に対しMAdCAM-1である（前者が白血球，後者が内皮細胞）．この強い細胞間接着を介して白血球は組織間質へ浸潤し，炎症部位に白血球が集中し，組織修復機能を果たしていくことになる（図8-1C）．

### 3 セレクチンと疾患：白血球粘着異常症

　図8-1のモデルを眺めると，次のような疑問が湧いてくる．炎症治癒に必要なのは白血球が血管内皮にしっかりと接着すればよいのであって，ローリングという軽い接着は不要なのだろうか？ L-セレクチン-IgGキメラ分子やL-セレクチン抗体を使うと，白血球のローリングを阻害できる．ところが，ローリングを阻害すると，引き続いて起こるはずの強い接着は起こらず炎症治癒も阻害されてしまう．**白血球粘着異常症**（leukocyte adhesion deficiency：**LAD**）という病気では，細菌が感染しても，好中球が血管内皮細胞に接着できないため正常な炎症反応を起こせない．白血球粘着異常症は，主にインテグリン$\beta_2$が欠損しているためといわれている．しかし最近，ある型ではセレクチンのリガンド糖鎖にフコースが添加できないため，セレクチンを介したローリングがうまくいかないのが原因だという報告もある．ローリングというステップは，白血球の機能発現において重要な細胞接着なのである．

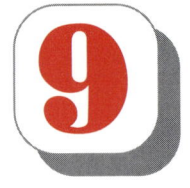

# 9 細胞接着分子の応用研究ものがたり ── 癌転移抑制，創傷治癒，機能性材料の可能性

- RGDペプチド，YIGSRペプチドは癌転移を抑制する
- インテグリン，カドヘリン，免疫グロブリンスーパーファミリー，CD44，セレクチンはどれも癌転移と関係深い
- フィブロネクチンやビトロネクチンは傷を治す
- RGDモチーフを組み込んだ接着分子が人工合成できる

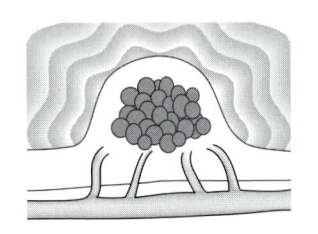

## ―研究10年説，応用研究と基礎研究の関係：科学研究のライフサイクル

　　　　　　工学部出身で科学社会学という研究分野を切り開いた**山田圭一**（筑波大学名誉教授）は，研究テーマの動態について，1975年，おもしろい結果を発表した．それぞれその研究テーマ（たとえばナイロン，ペニシリン）の発表論文数や特許件数の年代的変化を調べ，研究テーマにはライフサイクルがあることを示した．つまり，それまで研究者の関心を惹かなかった研究テーマがあるとき注目されはじめ，そして隆盛を誇り，やがて衰退することを科学的に示したのである．その「栄枯盛衰」がたくさんの研究テーマについて当てはまることをデータをもって示した．その「**科学研究のライフサイクル**」説によると，たいていの研究テーマは，その隆盛を誇る期間がおおよそ10年間だという（図9-1）．

**図9-1　研究テーマのライフサイクル**

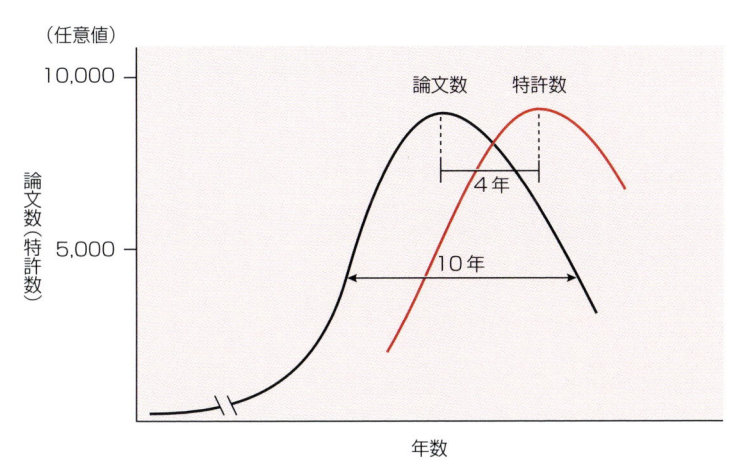

（任意値）縦軸：論文数（特許数）　10,000　5,000
論文数　特許数　4年　10年
横軸：年数

　つまり，「**一研究10年**」説である．だから，**10年間同じ研究をしていたら別の研究テーマに移る**…［ハヤシの第10法則］．そうしないと，隆盛を誇っていたと思える研究テーマも気がつくとジリ貧になってしまう．日本では，その道30年とか，とにかく変えずに続けるのを良しとする風潮があるが，これを表面的に捉えてはいけない．同じに見える研究テーマの内部で，大改善，大変化をしているのだ．そうしなければ，簡単に衰退する．

　山田圭一はもう一つ興味深い結論を述べている．商品化や特許件数で見た応用研究のピークは，基礎研究のピークから平均4年遅れているという（図9-1）．4年という期間はかなり短い．基礎研究成果が十分理解されてそれから応用研究が始まるという年限ではない．それで一言，**基礎研究の動向にあわせて応用研究を開始せよ．応用研究の成果が見えてくるのに4年かかる**…［ハヤシの第11法則］．

　もっとも，多くのバイオ研究者は依然として「基礎研究→応用研究」という流れを信じ込んでいる．しかし，最近の科学社会学の研究ではこの流れだけではないことがわかっている．逆の「応用研究→基礎研究」という流れがあることが確かめられている．また，バイオ研究では基礎研究と応用研究の区別がつきにくい，時間的

距離が近い，設備規模の差が少ないことがあり，**バイオ研究では基礎研究と応用研究は一体と捉える**…［ハヤシの第12法則］．

　細胞接着分子の研究でも同じだとすれば，細胞接着分子に関連した応用研究は，現在，開発が進行中でそのうち目覚ましい成果が現れるにちがいない．研究試薬，医薬品，人工臓器素材，機能性工学材料，化粧品など，細胞接着分子の利用範囲はかなり幅広い．この章では，関心をもたれている応用研究の一部を取り上げて，掘り下げて述べてみよう．

# 癌の転移と細胞接着分子

### 1 癌の発生と転移のメカニズムを探る

　化学物質，ウイルス，放射線などのいろいろな因子によって，細胞は癌になる．遺伝子が段階的に何回か変化するためである．その過程は大きく3つに分けられる（図9-2）．

　まず最初に，細胞の癌化の引き金となる**イニシエーション**（**initiation**）のステップがある．イニシエーションを受けた癌細胞は，何回も分裂して小さな細胞のコロニーをつくるが，次の**プロモーション**（**promotion**）の刺激を受けなければそのままに留まるか，死滅する．

　2段目の刺激であるプロモーションの刺激を受けると，癌細胞は可視的に成長し，腫瘍を形成するが，この段階では良性の状態であり，逆戻りもありうる．**タバコ**の煙はイニシエーションとプロモーションの両方を引き起こす．喫煙をやめると，プロモーションは中断するので，今まで喫煙していた人でも肺癌になるリスクはかなり低下する（だから，読者に喫煙者がいたら今日から禁煙することを強く勧めます．喫煙者の肺は真っ黒です．20年後，人生の重要な時期に肺癌で死にたい？）．

　3段目の刺激，**プログレッション**（**progression**）によって癌細胞の増殖能や組織浸潤能が強まり，他の臓器に**転移**する．この転移

**図9-2　癌の転移の段階**

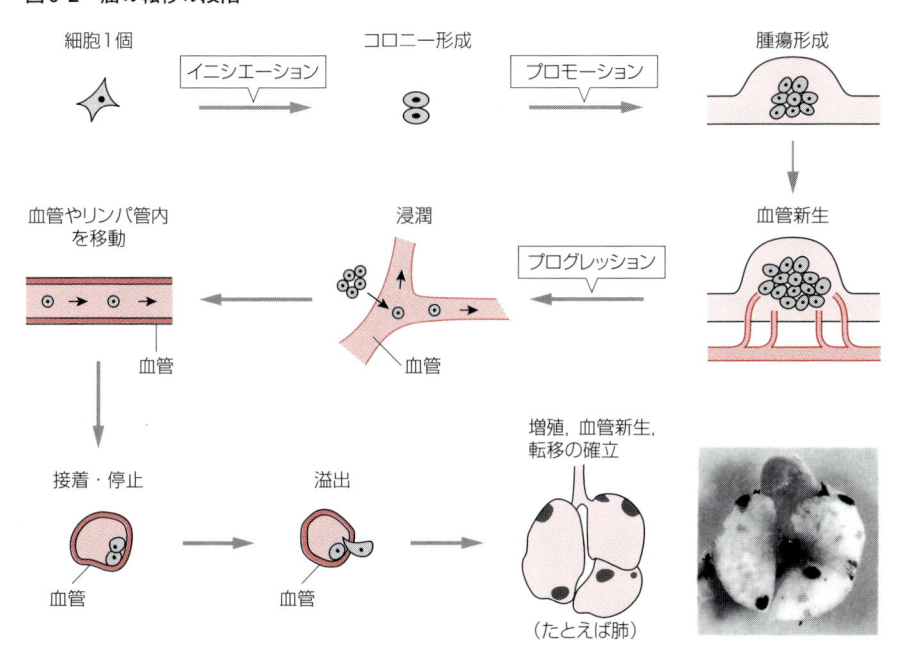

こそ，病気としての癌の恐ろしいところで，単に良性腫瘍として増殖しているだけなら，切除してしまえばよい．転移が抑制できれば癌の90％は治るといわれている．

　癌転移の仕組みを，血管を経由する例で説明すると，原発巣で増殖した癌細胞は，細胞接着力を弱くし，細胞運動能を高くすることで，原発巣の細胞集団からはずれる．このとき，細胞外マトリックスを分解する酵素（コラゲナーゼ，プロテアーゼなど）を分泌し，血管内に**浸潤**（invasion）し，血流に乗って身体の各所に運ばれる．適当な臓器を見つけると，血管内壁に細胞接着（**停止**，arrest）し，血管内壁の組織間質に浸潤（**extravasation**，古い日本語では**溢出**と訳す）し，増殖する（図9-2）．リンパ管で運ばれる場合も似た様式である．別の様式として，胸腔内や腹腔内の癌細胞がこぼれるように散らばって，胸膜や腹膜に生着する転移様式もある．いずれにしても，細胞–細胞間接着および細胞–細胞外マト

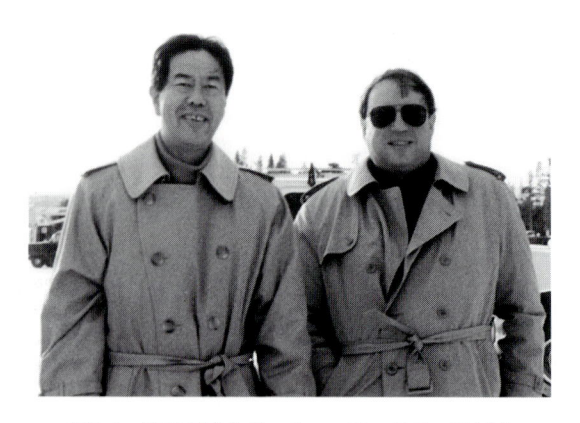

**図9-3** 筆者(左)とジャシュ・フィドラー氏(右)

リックス間接着の減少とその後の増加が転移過程で重要だ．

　1973年，アメリカ・テキサス大学の**フィドラー**（I. Fidler，図9-3）は，マウスの尾の静脈に，培養細胞である黒色腫細胞**メラノーマ**（melanoma）B16株を注射すると，メラノーマが肺に転移するという実験的癌転移の系を確立した．メラノーマ細胞注射後3～4週間でマウスは死ぬが，その少し前に解剖すると，肺1個当たり数～百数10個の黒い腫瘍コロニー（直径約1 mm）ができている．このコロニーの数は注射したメラノーマの細胞数に比例する．この画期的な *in vivo* 実験モデルが癌転移研究に大きく役立った．

## 2 研究者たちが目を見張る癌転移とRGD，YIGSRの関係

　フィブロネクチンの細胞接着部位は**RGD**モチーフであると報告されたのが1984年である（第2章参照）．1986年，アメリカのNIH国立癌研究所の**ケン・ヤマダ**（図2-11）は人工合成したこのペプチドが癌転移を劇的に抑制することを発見した．フィドラーの転移実験系でメラノーマ細胞を尾静脈に注射するとき，GRGDSペプチドをマウス1匹当たり3 mg注射すると，肺に転移するコロニー数が激減したのである（表9-1）．もちろん，細胞接着活性のないGRGESペプチドやGRDGSペプチドに，この癌転移抑制作用はない．細胞接着分子の関連物質が癌転移を抑制したという，画期的

表9-1 ペプチドによる癌細胞の転移抑制（RGDペプチドのケース）

| 注射後飼育日数 | 癌コロニー数(個/肺) | | 阻害(%) |
|---|---|---|---|
| | コントロール GRGES(3mg) | GRGDS(3mg) | |
| 14日 | 69.4 | 1.9 | 97.3 |
| 21日 | 112.4 | 2.9 | 97.4 |

表9-2 ペプチドによる癌細胞の転移抑制（YIGSRペプチドのケース）

| ペプチド | 阻害(%) |
|---|---|
| YIGSR | ～80 |
| YIGSE | ～24 |
| YIGSR-NH$_2$ | ～84 |

な最初の発見であった．

翌1987年，アメリカのNIH国立歯科研究所の**マーチン**（図5-2）がラミニンの**YIGSR**ペプチドもメラノーマB16癌転移を約80％抑制すると報告した（表9-2）．YIGSRのC末端がアミド化されたYIGSR-NH$_2$はYIGSRより細胞接着力が強いといわれている．癌転移の抑制力でもYIGSR-NH$_2$の方が若干強かった．一方，細胞接着活性のないYIGSEは，癌転移でも抑制効果は見られなかった．

簡単な合成ペプチドが癌転移を強力に抑制するということで，製薬会社，臨床医学者は色めきたった．しかし残念ながら，まだ実用化されていない．問題はいくつかある．

たとえば，ペプチドの作用の仕組みが不明瞭である．ペプチドは血流中の癌細胞が血管内に接着するのを阻害すると思えるが，*in vitro*のデータでは，癌細胞と血管内皮細胞の接着にRGDモチーフやYIGSRモチーフは関与していない．

さらに，カナダ西オンタリオ大学のチェンバース（A. F. Chambers）は，*in vivo*の様子を生体顕微鏡で見た結果，癌細胞はそもそも血管内皮細胞に接着するのではなく，細い血管につまる格好で停止する，と主張している．しかも，RGD介在接着を阻害するヘビ毒の**ディスインテグリン**（**disintegrin**）を加えても癌細胞

の血管内停止はなんら影響を受けないので，in vivo での癌細胞の接着にRGDモチーフは効いていない，と述べている．とはいえ，これには反論がある．癌細胞が血管につまることが転移の主要な仕組みなら，癌細胞によって転移する組織の特異性が決まっていることが説明しにくい．

　たとえば，前立腺癌が転移する組織はほぼ100％骨組織であるというように，一般的に，癌細胞が転移する組織は特異的であることが古くから知られている．このことは，「**タネと土壌**」の関係に捉えられている．つまり，癌細胞が「タネ」でその「タネ」が育つかどうかは「土壌」，つまり転移先の組織との相性によるという理論だ．これを細胞接着のレベルでいえば，「タネ」は癌細胞表面の接着分子で「土壌」はそのリガンドというところだろう．

　そうこうしているうちに，本当かどうか定かではないが，RGDペプチド，YIGSRペプチドの癌転移抑制実験は追試できないという噂が流れてきた．そんな中で，癌細胞の細胞表面にYIGSRレセプターである67kDタンパク質（第5章参照）が強く発現していると報告された．一見，ラミニンは血管壁の基底膜の構成成分だから，癌細胞が67kDタンパク質を強く発現しているのは停止と浸潤に都合がよさそうである．しかし，第5章に述べたように67kDタンパク質の機能そのものが少しあやしいので，YIGSRペプチドが癌転移を抑制するという話も疑問視されている．

　もっとも，北海道大学免疫研究所の東 市郎と済木育夫（現・富山医科薬科大学）は，RGDモチーフを繰り返すポリRGDペプチドは単なるRGDペプチドより強い癌転移抑制効果があると報告した．また，いろいろな研究者が，RGDペプチドを環状にしたり，RGDペプチドを担体タンパク質に結合させたり，RGDペプチドの水素をフッ素に変えたり，RGDモチーフをもつ組換えタンパク質をつくったりした．YIGSRも似たような改造が試みられ，YIGSRの直鎖状ポリマー，環状ポリマー，ポリエチレングリコール会合体と，あちこちの研究者がいろいろな工夫をしている．癌転移を阻止する画期的なペプチドが完成したと，ある日突然，発表されるかもしれない．

### 3 癌とインテグリンに関連する2つの興味深い発見

　第2章で述べたように，フィブロネクチンは培養細胞を腫瘍ウイルスでトランスフォームすると激減する細胞表面タンパク質として発見された．それなら，フィブロネクチンレセプターであるインテグリンが，トランスフォームに伴って変化しても不思議ではない．

　1990年頃から，インテグリンのモノクローナル抗体が普及しはじめ，正常組織と癌組織でのインテグリンの分布を解析できるようになった．また，インテグリン遺伝子の細胞内導入でインテグリンの振る舞いが研究できるようになった．

　1989年，アメリカのマサチューセッツ工科大学（MIT）の**ハインズ**（図2-2）が，細胞の癌化とインテグリンの関係を初めて発表した．ラット培養細胞を腫瘍ウイルスでトランスフォームすると，インテグリン$\alpha_3\beta_1$の発現量は変化しないにもかかわらず，**インテグリン$\alpha_5\beta_1$**の発現量が顕著に低下することを発見したのである．

　インテグリン$\alpha_5\beta_1$の発現量が低いCHO細胞の変異株をヌードマウスに注射すると，インテグリン$\alpha_5\beta_1$を普通に発現しているCHO細胞に比べ，腫瘍形成能が高い．さらに，CHO細胞にインテグリン$\alpha_5\beta_1$の遺伝子を導入し，インテグリン$\alpha_5\beta_1$を過剰に発現させると，腫瘍形成能は逆に低くなる．このインテグリン$\alpha_5\beta_1$を過剰発現したCHO細胞は，*in vitro*培養系では足場依存性が高く，細胞増殖能は低い．20種類以上あるいろいろなインテグリンと癌との関連が調べられ，時には矛盾する結果も報告されたが，インテグリン$\alpha_5\beta_1$の発現量と腫瘍形成能が逆相関することは，どうやら確からしい．

　もう1つ興味深いのは，ビトロネクチンレセプターである**インテグリン$\alpha_v\beta_3$**と癌転移進行度である．アメリカのウィスター研究所のバック（C. A. Buck）らは1990年，転移進行度の異なるヒト黒色腫の病理組織をいろいろなインテグリン抗体で染色した．そして，転移の進んだ癌細胞はインテグリン$\alpha_v\beta_3$が強く発現していることを発見した．

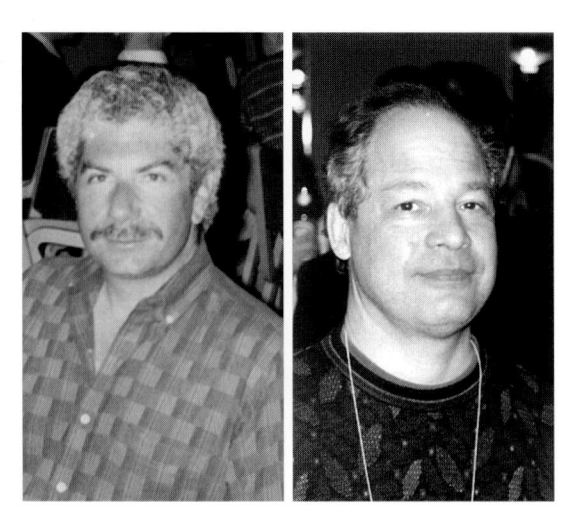

図9-4　デビッド・チェリッシュ氏(左)とランス・リオッタ氏(右)

　アメリカのスクリプス研究所の**チェリッシュ**(D. A. Cheresh, 図9-4)は，この発見に着目し，ヒト癌転移巣から培養系に移した黒色腫細胞 M21 系を用いてインテグリン $\alpha_v\beta_3$ の発現量と細胞増殖能を調べた．ヌードマウスの皮下に注射した *in vivo* の系で，インテグリン $\alpha_v\beta_3$ を発現しない M21-L 細胞と比較すると，インテグリン $\alpha_v\beta_3$ を発現する M21 細胞はとてもよく増殖し，大きな腫瘍を形成した．*in vitro* の血清添加培養では，M21 細胞と M21-L 細胞は同じくよく増殖する．しかし，無血清培養で基質にビトロネクチンをコートしておいた場合，M21 細胞はよく増殖するのに M21-L 細胞は増殖が悪い．これらのことから，正常細胞モデルである M21-L 細胞の増殖には増殖因子(血清に通常含まれている)と基質の両方が必要なのに，転移性癌細胞では，どちらか一方だけで増殖できると結論した．

　実際の癌転移巣では，おそらく増殖因子が少ないのにビトロネクチンがあるため，インテグリン $\alpha_v\beta_3$ を発現している転移性癌細胞だけがどんどん増殖できるのではないかと推定される．ただ，このストーリーの証拠は不十分なので，真偽のほどは今後の研究にかかっている．

また，インテグリン$α_v β_3$と癌との関係では**血管新生**（**angiogenesis**）にも触れておくべきだろう．一般的にどのような癌細胞も腫瘍形成後，癌組織が成長するには血管新生が必要である（図9-2）．癌組織中に血管を新たにつくることで血液中の養分の吸収効率を高め，癌細胞は急速に増殖する．癌細胞が血管新生を促す因子を放出し，血管内皮細胞を引き寄せるのだ．このとき，新たにできてくる血管内皮細胞にはインテグリン$α_v β_3$が強く発現している．つまり，血管新生にインテグリン$α_v β_3$が強くかかわっている．

なお，インテグリンは，生体組織中の細胞では発現していなくても，その細胞を培養系に移すと発現することが珍しくない．また，培養条件でも変化しうる．したがって，癌細胞でのインテグリンを研究するときは，培養細胞だけでの知見は危険である．生体の癌組織でどう発現しているかを必ず検討する必要がある．

## 4 注目を浴びているその他の細胞接着分子と癌の関係

細胞 – 細胞外マトリックス間の接着分子が癌に伴って変化するなら，細胞 – 細胞間の接着分子も変化するにちがいない．

### 1 カドヘリン

ヒト癌組織のE-カドヘリンの発現量を調べると，正常組織に比べE-カドヘリンの発現量はおおむね少ないことから，E-カドヘリンが少ない癌細胞は転移性が高いと報告された．しかし，この一般化に当てはまらないケースも報告されている．原発巣ではE-カドヘリンの発現が少ないのに，リンパ管に浸潤している癌細胞（つまり，転移中の癌細胞）はE-カドヘリンを強く発現している例もある．つまり，癌細胞の移動過程や存在部位によって，同じ癌細胞のE-カドヘリンの発現量が変化している．また，カドヘリンの細胞接着機能はカテニンがなくては発揮できないので，カドヘリンの発現量は正常でもカテニンが変化することが癌化と関係するという報告もある．

### 2 APCタンパク質

カドヘリンの細胞質ドメインに**APCタンパク質**という**癌抑制遺伝子産物**が結合する．APCとはadenomatous polyposis of the colonの頭文字で，この遺伝子が変異すると結腸癌になるというヒトの遺伝的症候群である．つまりAPC遺伝子が正常に働いていれば細胞は癌にならないが，変異すると癌になってしまう．1991年，アメリカ・ユタ大学のホワイト(R. L. White)がAPC遺伝子をクローニングした．培養細胞を可溶化し，抗体を使ってAPCタンパク質を免疫沈殿すると，APCタンパク質とともにカドヘリンも沈殿してきた．つまり，APCタンパク質はカドヘリンと結合するタンパク質で，カドヘリンを介した細胞接着が癌に関与している．

### 3 CEA

免疫グロブリンスーパーファミリーの一種のCEA(carcinoembryonic antigen)は，分子量180kDの糖タンパク質である．大腸癌細胞の浸潤部位の先端でCEAが強く発現していることから，CEAは細胞接着を阻害し，細胞浸潤を加速すると考えられている．

### 4 VCAM-1

免疫グロブリンスーパーファミリーの一種のVCAM-1(vascular cell adhesion molecule-1)は，血管内皮細胞の表面に発現している．VCAM-1はインテグリン$\alpha_4\beta_1$に結合する．ところが，このインテグリン$\alpha_4\beta_1$が悪性黒色腫細胞で強く発現されていることから，VCAM-1が黒色腫細胞の血管内皮細胞上の接着レセプターだと考えられている．

### 5 CD44

今まで触れなかったが，CD44と呼ばれる細胞接着分子がある．分子量85〜160kDの膜タンパク質で，細胞外マトリックス分子の一つヒアルウロナンに結合する．このCD44が悪性の上皮癌細胞やリンパ腫細胞で強く発現されていて，癌の高転移性の原因の一つと考えられてきた．黒色腫細胞をCD44の発現量の多さで選別し，癌転移実験を行うと，CD44を多く発現している細胞は転移能が高い．この結果は，癌転移でのCD44の重要性を支持している．

### 6 セレクチン

ヒト培養大腸癌細胞Colo 201は**sLe$^a$**を強く発現し，血管内皮細胞表面のE-セレクチンを介した細胞接着をする．一般に，上皮性癌細胞は**sLe$^x$**とsLe$^a$を発現していて，セレクチンを介した細胞接

着により転移性を高めていると思われる．

### 7 細胞外マトリックス

最後に，癌転移に関与する接着関連分子として注目を浴びているのは，細胞外マトリックスそのものであることをつけ加えておきたい．癌細胞は癌細胞を囲む微小環境の中で増殖し，細胞接着を切り，周辺の細胞外マトリックスを分解し，浸潤し，転移する．したがって，癌細胞を囲む微小環境，つまり，細胞外マトリックスとの相互作用がとても重要である．たとえば，腫瘍形成しない細胞を細胞外マトリックス成分とともにヌードマウスに注射すると腫瘍を形成する例もある．

また，浸潤し，転移するには細胞外マトリックスを分解する酵素，**マトリックスメタロプロテアーゼ**(**matrix metalloproteases**：**MMP**s)が重要である．逆に，正常組織では**マトリックスメタロプロテアーゼ組織阻害因子**(tissue inhibitors of metalloproteases：**TIMP**s)が正常に働いてマトリックスメタロプロテアーゼの活性を阻害している．ここでは詳しく述べないが，癌の発達と転移に細胞外マトリックスが大きく関与しており，アメリカのNIH国立癌研究所の**リオッタ**(L. A. Liotta，図9-4)が精力的に研究している．

このように，いろいろな細胞接着分子が癌の発達と転移に関与していることは間違いない．癌の発達時期の特異性，器官や組織の特異性などのいろいろな局面を考えれば，それぞれに特異的な細胞接着分子が対応していると思われる．

## 細胞接着分子で眼の傷を治す

**フィブロネクチン**には"*in vitro*の創傷"を治す効果がある．"*in vitro*の創傷"というのも変な表現だが，培養容器上に単層でコンフルエント(集密的)に増殖した培養細胞を適当な幅でかき取り，そのかき取った部分を傷と見立てるわけである．この傷が周囲の細胞でどのように覆われるかという実験で，培地中にフィブロネクチンがあると，覆われるのに必要な時間が短縮された(図9-5)．

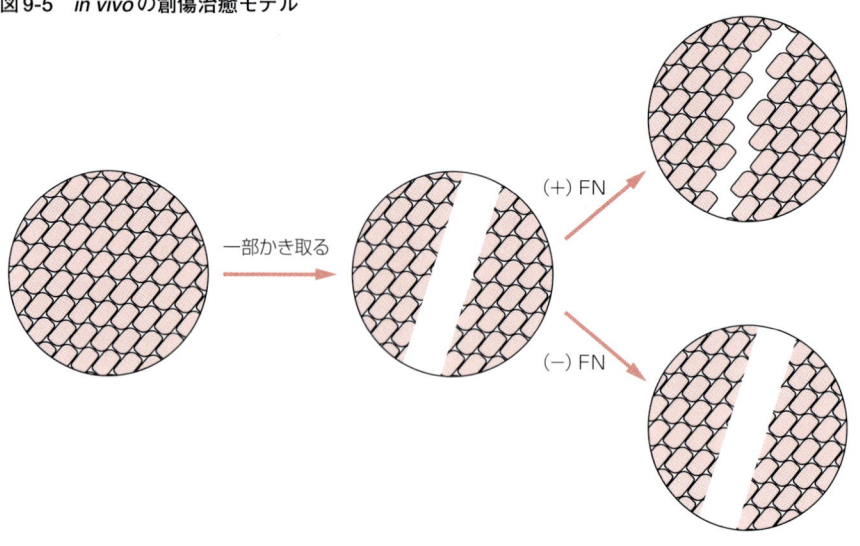

図9-5　*in vivo*の創傷治癒モデル

　つまり，フィブロネクチンに傷の治癒効果があった．
　1983年頃，大阪大学医学部眼科の**西田輝夫**（現・山口大学医学部眼科）は，ヒトの眼の角膜上皮損傷を治す目薬として，世界で初めてフィブロネクチンを臨床に用いた．眼の角膜は，コラーゲンなどの細胞外マトリックスに富む角膜実質の上に5～6層から成る角膜上皮層があり，表面は液体（**涙液**）で覆われている（図9-6）．角膜上皮層が傷でとれても，通常は数週間で完全に修復する．しかし，なかなか治らないケースが稀にある．その原因は，角膜上皮細胞と角膜実質の接着に関与しているフィブロネクチンに異常が生じたのだと推定した．それで，患者にフィブロネクチンを点眼することを考えたのである．
　臨床に用いる前に，動物実験を行った．ウサギの眼から角膜を切り出し，真ん中を切断した．切り口の角膜実質の上に，角膜上皮細胞が覆っていくスピードを観察した．このスピードを創傷治癒の指標としたのである．するとフィブロネクチンを添加したとき，このスピードが速くなった（図9-6）．さらに，生きているウサギの眼を傷つけてフィブロネクチン点眼による治癒効果を実験

**図9-6 角膜上皮創傷のフィブロネクチンによる治癒の実験モデル**

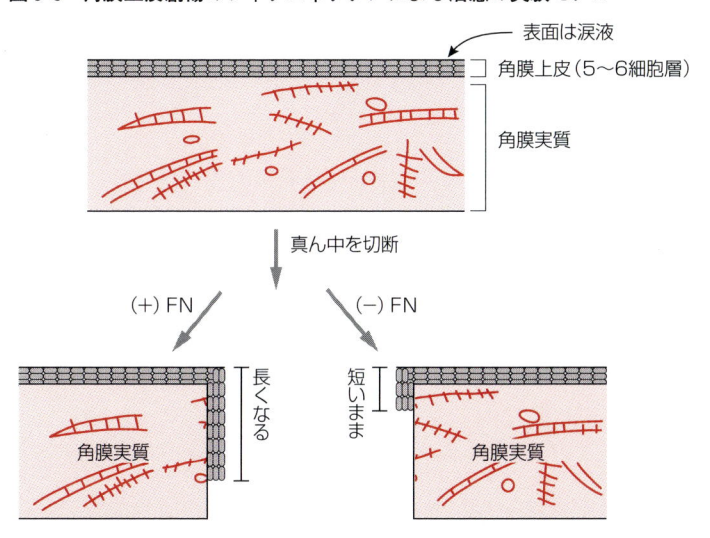

した．結果は，フィブロネクチン点眼が有効であった．

そして，いよいよ，ヒト患者に臨床応用した．血液中の肝炎ウイルス，エイズウイルスによる感染の可能性を100％なくすため，患者本人から採血した血液をフィブロネクチン製剤の原料に用いた．患者を待たせている間に，この血液から手早くフィブロネクチンを精製し，患者に点眼する．角膜ヘルペス後の角膜上皮障害20例の結果を見ると，これらは従来法では難治性であったが，フィブロネクチン療法でいずれも好成績を収めた．さらに，やけどによる角膜上皮障害や神経麻痺性角膜潰瘍などでも有効であった．ただ，一般病院でこの処置が受けられたり，眼薬として市販される状況には，まだなっていない．患者数が少なすぎて採算がとれないのだ．

一方，フィブロネクチンの効果に刺激され，筆者たちは筑波大学眼科グループと共同で，ヒトの眼の角膜上皮損傷への**ビトロネクチン**の効果を試した．その結果，ビトロネクチンにもそれなりの効果があることが証明された（図9-7）．ビトロネクチンはオートクレーブ滅菌ができるので，他人の血液由来でもウイルス感染の

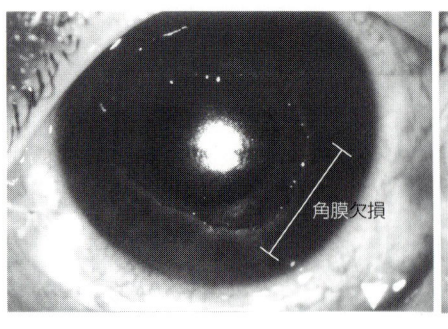

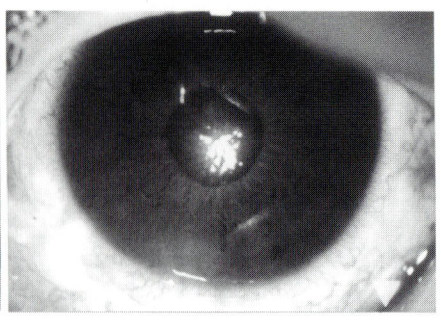

**図9-7　ヒト角膜傷害のビトロネクチン点眼による治癒例**
左はビトロネクチン点眼前．右は点眼後約5日経った眼

問題がなく医薬品として優れている．さらに，これらの細胞接着分子に他の生理活性物質を組み合わせることで，より能動的な創傷治癒薬が開発できるだろう．もっともここで述べたことをヒントにすれば，眼の角膜上皮創傷だけでなく，いろいろな創傷部位に使えそうである．

## 細胞接着分子を応用した機能性材料

　　　　　生体内や培養細胞では，細胞接着を介して細胞機能が調節されている．それなら，細胞接着の様式を人工的に変化させることで，細胞機能を有益な方向へと人工的に制御できないだろうか？ *in vitro* の小規模な予備実験がうまくいけば，大規模化や実際に生体に導入する方向で研究が進んでいく．

### 1 細胞機能を制御する夢のインテリジェント分子がつくれるか？

　　　　　多くの正常細胞は，培養容器に接着しないと増殖できない**足場依存性**（**anchorage dependence**）という性質がある．通常は，培地に添加した動物血清中のビトロネクチンまたは細胞自身の合成するフィブロネクチンが培養容器への細胞接着を担っている．細胞培養のための動物血清は高価で，ロット間のばらつきが大きく，今

でも少量のサンプルをもらって自分の研究に不都合がないかをチェックしてから購入することが多い．

　また，培養細胞を用いて遺伝子工学的に有用なタンパク質を合成・分泌させるケースでは，その有用タンパク質を培地から精製する際，添加した動物血清が邪魔になることが多い．そこで，血清を入れない無血清培養法が開発されつつある．このとき，精製した細胞接着分子，たとえばビトロネクチンやフィブロネクチンを添加する試みがなされた．しかし，ビトロネクチンやフィブロネクチンを生体から大量に分離精製するのは高価である．それでは合成した細胞接着分子ではどうであろうか？

　すでに，RGDペプチド，YIGSRペプチドが市販されている．しかし，単に細胞接着させるだけの合成ペプチドではなく，高付加価値の材料をつくりたい．たとえば，RGDペプチドに細胞成長因子の活性部位を結合させると細胞の増殖能がすごく上がるかもしれない．実際，こういう研究が試みられたが，今のところそれほど大きな効果は得られていない．

　筆者も大学院生に指示して特殊な研究を試みた．抗癌剤の**アドリアマイシン**は細胞の増殖を止める毒物である．アドリアマイシンを体内に取り込むと増殖中の癌細胞の増殖が止まる．他の細胞の増殖も止まるので副作用で毛髪が抜ける．転移性の高い癌細胞は細胞表面にインテグリン $\alpha_v\beta_3$ を発現している，癌細胞は浸潤の際にプロテアーゼを放出し周囲の細胞外マトリックスを分解する．これら2点に着目し，ビトロネクチンに特殊なスペーサーを介してアドリアマイシンを結合させた**ハイブリッド分子**をつくろうと考えたのだ．特殊なスペーサーは転移性の癌細胞が出すプロテアーゼにだけ切断されるというものである．

　このハイブリッド分子を生体内に投与すると，ハイブリッド分子はインテグリン $\alpha_v\beta_3$ を発現している細胞にだけ結合する．正常細胞はプロテアーゼを放出しないので，ハイブリッド分子に結合しても特殊なスペーサーは切断されない．スペーサーが切断されないとアドリアマイシンは放出されないので，細胞は死なない．しかし，このハイブリッド分子が転移性の癌細胞に結合した場合は

全く異なる．癌細胞がいざ転移しようとプロテアーゼを放出すると，スペーサーが切断され，癌細胞周辺の微小環境にアドリアマイシンが放出される．癌細胞は死ぬ．しかも，死ぬ細胞はほとんど癌細胞だけである．

　このような**インテリジェント機能性分子**をつくる作戦を立てた．癌細胞が転移しようと一歩踏み出すとあたかも地雷を踏んだかのように癌細胞が死ぬことから，この作戦のコードネームを「癌細胞の闇の地雷作戦」と名づけた．しかし，このインテリジェント機能性分子はまだできていない．進行途中で研究費が打ち切られてしまったのである．最終結果が得られないうちに研究費がなくなってしまった．研究を続けていれば，白川英樹の導電性ポリマーみたく，ある日，誰かが間違えて配合した薬品で，癌細胞がバタバタと死ぬインテリジェント機能性分子がつくれたかもしれないのに．

## 2 遺伝子工学でRGDを利用した接着分子をつくる

　有機化学的に細胞接着性を仕込む方法とは別に，遺伝子工学による応用研究も盛んである．アメリカのプロテインポリマーテクノ社のカペロ（J. Cappello）は，分子量75kDの絹タンパク質を素材に，その分子表面に13個の**RGD**モチーフを遺伝子工学的手法で導入した．この分子を**プロネクチンF**（ProNectin F）と名づけ市販している．

　プロネクチンFをコートした培養皿はいろいろな細胞を接着できる．プロネクチンFはタンパク質であるにもかかわらず，化学的，生物学的に安定で，さらに120℃のオートクレーブに耐えられる．細胞培養容器のプラスチック以外に，テフロン，ポリエステル，ナイロン繊維，フィルムにも容易にコートできる．しかも生体内で分解させることも，逆に，分解させないことも可能で，抗原性は微弱で，生体適合性材料として興味深い．

　同じように，RGDモチーフを遺伝子工学的手法で別のタンパク質に導入している例がある．たとえば，**関口清俊**（図2-4）はIgG結合性をもつプロテインA（protein A）に組み込んだ．また，RGD

モチーフの代わりにフィブロネクチンの他の接着モチーフCS1（第2章参照）やラミニンの**YIGSR**モチーフ（第5章参照）も導入されている．このような融合タンパク質作製の方法論はほぼ完成しているが，今のところ，これらは画期的な高機能性材料というところまで至っていない．あるタンパク質に細胞接着機能を導入することで，どんな有益なことを期待するのか？　ポイントはどうやらここにあるようだ．

## 3 どこまでできる？　細胞接着分子を用いた人工神経・人工血管・人工皮膚

　細胞接着分子溶液をインクにし，数10ミクロンの太さのペン先で金属上に模様を描かせる．細胞は細胞接着分子の模様に沿って接着するので，任意の細胞文字ができる．神経細胞をうまく配置させれば，細胞間ネットワークが，少なくとも形態的には構築できる．

　神経といえば，細胞接着分子と神経細胞との関連は深い．フィブロネクチン，ラミニン，NCAMなどをコートした基質上で神経細胞を培養すると，何もコートしていない場合と比べ，**神経突起伸長**が著しい．1987年，筆者は京都大学医学部の好井 覚たちと*in vivo*の実験を共同で行った．直径10ミクロンのナイロン糸を2,000本束ねた人工糸にラミニンを結合させた人工神経を用意した．ラットの坐骨神経を1 cmほど切除した．切除した坐骨神経の代わりにこの人工神経を埋め込んだ．4週間後，その部分を解剖してみると，切除された神経の部分に，新しい神経突起が人工糸に沿って伸長し，神経突起が人工的に再生できたのである．ただこのとき，神経機能の再生については検討しなかった．

　2000年，京都大学再生医科学研究所の清水慶彦らは，ラミニンをまぶしたコラーゲンをポリグリコール酸の細管に詰め，イヌで実験し，腓骨神経を8 cmも再生することに成功した．この人工神経では驚くことに，3カ月で神経活動電位が通じ，6カ月でイヌが歩けるようになった．素晴らしい！　もっと改良を加えることで，ヒトを対象とした医療の現場で人工神経が使われるようになるだ

表9-3　細胞接着分子の応用の可能性

| 研究用試薬 | 細胞生物学，免疫学，神経生物学，発生生物学，腫瘍生物学など広範囲な分野 |
| --- | --- |
| 医薬 | 抗癌剤，癌診断薬，眼薬，胎児異常診断，抗炎症剤，血小板凝固阻害剤，血液凝固剤など広範囲 |
| 細胞培養 | 無血清培地，高増殖性の細胞培養容器，細胞機能制御材料など |
| 人工臓器 | 人工臓器の表面処理剤，人工神経，人工血管，人工皮膚など |
| その他 | バイオセンサー，細胞コンピュータ，農薬，化粧品，バイオアクチベーターなど |

ろう．

　さらには，血管内皮細胞の生着しやすい**人工血管**，血栓を起こしにくい**人工血管**，細胞接着性に優れた**人工皮膚**などの開発研究も行われている．一般的には，すべての人工臓器と組織の接触面で材料と細胞接着を適度にコントロールしなければならないという難しい問題が常時起こっている．細胞接着性が高ければ高いほど良いとも限らず，場合によっては，細胞接着を阻害する工夫も必要だろう．

　また**化粧品**として，すでにコラーゲンやヒアルウロナン配合品が市販されている．これら以外の細胞接着分子を添加することで，貴女のお肌がきれいになるかもしれない．細胞接着分子を加工した高付加価値化粧品ってどう？　最後に，単なる可能性も含めて，細胞接着分子の応用の可能性をリストしておいた（表9-3）．

## 付録 細胞接着分子の研究動向と研究開発動向

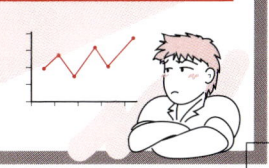

　バイオ研究者は，研究の動向を，国内外の研究者仲間の話題，学会発表，シンポジウム，専門家の解説文などから推察している．一般新聞，テレビ，大衆雑誌からも大きな影響を受けているハズだ．ところが，これらの情報は，研究テーマの一部を意図的に取り上げたり，肩をもったり，面白さを優先したりで，本当の研究動向を示していないことが多い．科学的・客観的な規準や方法で，しかも大学生や大学院生が自分で調べられる方法はないだろうか？　あります．

　科学技術の動向を探る方法として，一般的にはいろいろな方法がある．ここでは基本中の基本である"研究論文"と"特許"を対象に科学的・客観的な研究動向の探り方を書いておこう．自宅から，あるいは大学から，インターネットの無料サイトで"研究論文"と"特許"の情報を探れる．この方法は，細胞接着分子の研究動向だけでなく，すべてのバイオ研究テーマに対して使える．ここでは，その方法を解説したあと，その方法を実際に使って「細胞接着分子の世界」の研究動向を述べておく．

### 1 研究動向の探り方：研究論文

　まず"**研究論文**"を使った方法を説明しよう．研究論文というのは，学部生にはなじみが薄いが，研究雑誌（ジャーナルともいう）に掲載された原著論文（オリジナルペーパーとも，単にペーパーとも論文ともいう）のことである．基本的には英文で，論文1篇（あるいは報，個，本とも数える）は約3～12ページである．有名な研究雑誌を挙げると，「Cell」，「Nature」，「Science」，「J. Biol. Chem.」，「Mol. Biol. Cell」などがある．1人の研究者は5～10誌くらいの研究雑誌に定期

的に目を通すが，研究雑誌の総数は世界中で4千～1万誌あるといわれている．一般的に，大学の中央図書館や研究室の図書室に置いてある．街の本屋ではまず売っていない．最近では，インターネット上で読むこともできる(有料のもある)．この研究論文が，研究成果の発表の場として唯一にして最高である．ついでに書くと，「学会発表」は，研究成果の発表の場としては最高ではありません．世間で思われているほど評価は高くありません．

アメリカのワシントン郊外に"**国立生命科学研究所**"がある．国立衛生研究所と訳す人もいる．正式名称はNational Institutes of Healthというが，通常は**NIH**と略されている．エヌアイエッチと読む．このNIHは，アメリカ合衆国政府が生物医学研究のためにつくった世界最大の生命科学研究所の集合体である．NIHの傘下の1つに**国立医学図書館**(National Library of Medicine : NLM，エヌエルエムと読む)がある．

国立医学図書館は，業務の1つとして，生命科学分野の全論文の著者，論文タイトル，要約，研究雑誌の巻，号，ページ数などの情報(これを**書誌情報**という)をコンピュータ化している．そのデータベース名を「**メドライン(Medline)**」という．ありがたいことに，日本人のわれわれも(キミもアナタも)，日本にいながらにして，インターネットでこの情報をタダで利用できる．ただし，アメリカ人へのサービスだから，全部英語である．検索サイトは<http://www.ncbi.nlm.nih.gov/entrez/query.fcgi?db=PubMed>で，**パブメド(PubMed)**と称している．

このサイトで何を調べるか？　特定の研究テーマの論文について，どれだけの数の論文が毎年発表されたか，を調べるのである．

調べた結果を次のように判定する．**論文数が多ければ研究は盛んで，研究者も多い**…[**ハヤシの第13法則**]．論文数が少なければ研究はショボくれていて，研究者も少ない．次いで，論文数が年々上昇していれば，その研究分野は発展している．また，論文数がここ数年飽和していれば，その研究分野は成熟している．そして，不幸にも論文数が減少してくれば，その研究分野は残念なことに衰退している．

さらに，次のようにも判定する(ここでは，論文1報につき研究者が4人いると仮定した)．**論文数が年50報以下なら，その研究対象はまだ萌芽的段階である**…[**ハヤシの第14法則**]．研究者は世界中にま

だ200人しかいない．年200報以下なら，1人の研究者がまだその研究テーマを全部カバーできる．少し努力すれば毎日1報の論文を読めるからである．でも，研究者は世界中に800人いる．年1,000報以上なら，1人の研究者がその研究テーマを全部カバーできない．研究テーマというより研究分野を形成している．研究者は世界中に4,000人いる．年5,000報以上なら，その研究分野にノーベル賞が授与されるほど大きい研究分野である．研究者は世界中に2万人いる．

## 2 細胞接着分子の研究動向

「細胞接着」は，かなり古くから研究されている研究対象だが，接着を担う分子の研究は比較的新しい．1973年に最初の細胞接着分子であるフィブロネクチンが発見され，以来，フィブロネクチンが細胞接着分子の研究分野をリードしてきた．細胞接着分子の研究の中心はアメリカがダントツである．しかし，日本人の貢献はアメリカに次ぎ，貢献度は世界の3～10％くらいを占めるほど活躍している．アメリカにいる（た）日本人の箱守仙一郎，高田義一，鈴木信太郎，関口清俊などが大きな貢献をした．日本にいる日本人の竹市雅俊，月田承一郎，貝淵弘三も大きな貢献をした（ここに林　正男もそっと加えておきたいけど，無理?!）．

上記の研究動向の探り方を利用して，本書「新 細胞接着分子の世界」で扱った全項目の研究動向，実勢を調べてみた．

まず，細胞接着分子，フィブロネクチン，ラミニン，ビトロネクチン，インテグリン，セレクチン，カドヘリン，NCAMの研究論文数の変遷を見てみよう．図がゴチャゴチャするので2つに分けたが，図1と図2のようになる．

図1のデータから，「細胞接着」全体の研究動向は，1970年頃から研究が始動し，1980年頃に1回目の成熟期を迎え，その後1990年～95年にかけて大きく飛躍した．現在，1年間に3,500編の研究論文が発表され，2回目の成熟期を迎えていると解読できる．見方によっては，現在再び，飛躍するかのようである．年間3,500編の研究論文が発表されていることから，1人の研究者では「細胞接着」全体をカバーできないのは明白である．

第2章で述べたフィブロネクチンは，1980年頃から研究が始動し，1995年の1,210報をピークに，現在，成熟期を迎えている．第3章で扱ったビトロネクチンは，1990年頃から研究が始動し，徐々に論文

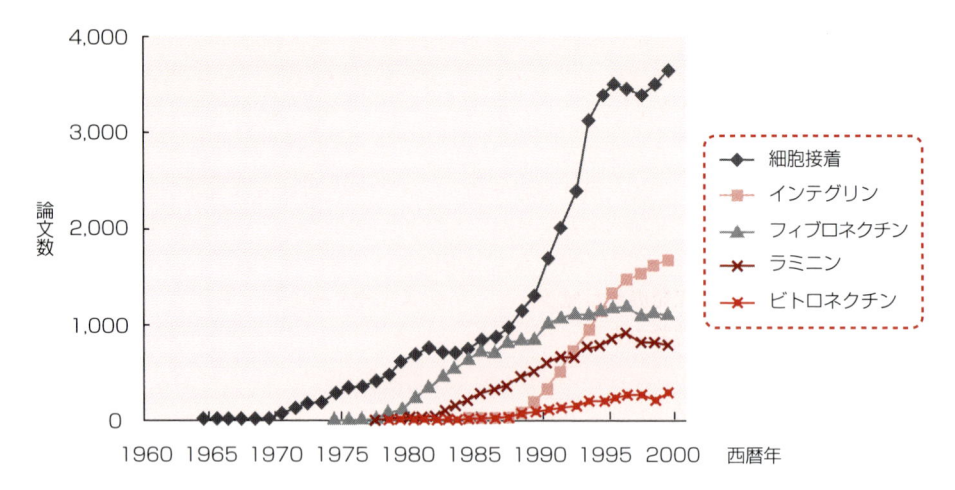

**図1** 細胞接着分子の論文数の変遷：その1

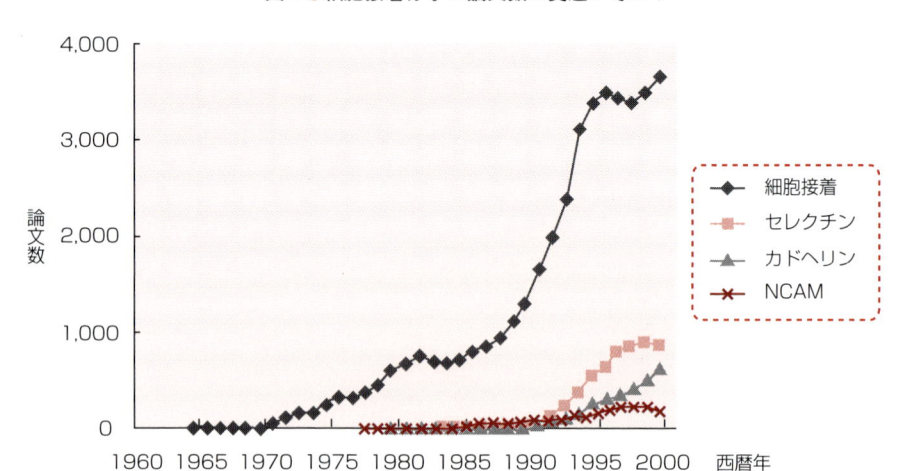

**図2** 細胞接着分子の論文数の変遷：その2

数が増加して，1999年は270報が発表された．地味に確実に発展し，これからも地味（？）に発展しそうである．第4章で扱ったインテグリンは，1990年頃から研究が始動し，急角度で一直線に発展してきた．現在，年間1,600報で成熟期に入る気配である．第5章のラミニンは，1980年頃研究が始動し，フィブロネクチン研究と同じスピードで発展してきた．しかし，1997年の919報を最大に，それ以降少し下降気味である．第6章のNCAMは1990年前半に研究が始動し，

ゆっくりと上昇し，1999年216報で頭を打ち始めている．第6章で扱ったもう一つの接着分子のカドヘリンは1990年から研究が始動し，着実な上昇傾向を示している．1999年に651報だが，現在も上昇中である．第7章の細胞間結合の動向は次節で示す．第8章のセレクチンは，1990年に研究が始動し，1997年にかけて急速に発展したが，1998年の901報で成熟期に入る動きを示している．

こうやってみると，「細胞接着分子の世界」は，1990年代の10年間の研究発展が目覚ましく，いまようやく最盛期を迎えつつあるところだと結論できる．

### 3 細胞間結合の研究動向

読者はお気づきだと思うが，第7章で取り上げた「細胞間結合」を図1，図2には入れなかった．「細胞間結合」は細胞接着分子としてでなく，デスモソーム，ギャップジャンクション，タイトジャンクション，シナプス結合（シナプティックジャンクション）という結合様式で分類されている．研究動向もこれらの専門用語で探ってみた（図3）．

図3のデータによると，デスモソームは1971〜72年に急速に研究が始動し，200報の論文が発表されたが，以後すぐに成熟期に入り，現在，年間150報のラインに落ち着いている．タイトジャンクションは，1975年に8報から63報へと急速に研究が始動して以来，現在，年間200報へとゆっくり発展してきた．ギャップジャンクションは同

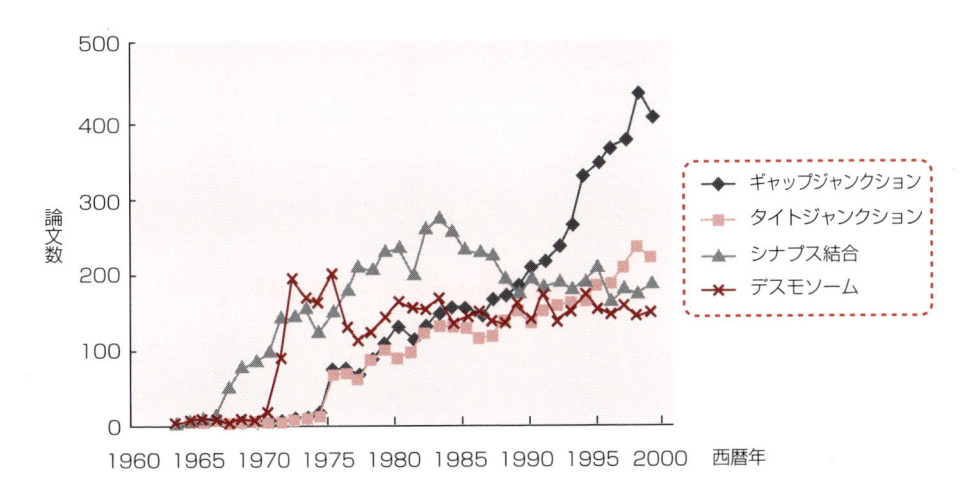

**図3 ● 細胞間結合の論文数の変遷**

じく，1975年に16報から75報へと急速に研究が始動し，その後の上昇も目覚ましく，今では年間400報の論文が発表されるまでに発展している．シナプス結合は1960年代後半から研究が始まり1983年の271報まで一気に上昇したが，その後は下降し，現在は年間170報に落ち着いている．

　デスモソーム，ギャップジャンクション，タイトジャンクション，シナプス結合の各項目は，好意的にいえば，「細胞接着」分子1つと同等の研究領域の大きさ，注目度，研究者人口を抱えているといえる．

## ★4 研究開発動向の探り方：特許

　一般的にいえば，研究論文数は基礎研究の指標で，特許数は研究開発あるいは応用研究の指標である．特許数も研究論文数と同じように分析できる．

　日本の**特許庁**は，申請を受け付けた特許や実用新案などをインターネットで無料公開している．ただし，1993年以降の情報である．それでも利用価値は相当高い．使い方を書いておこう．まず，「WELCOME！特許庁ホームページへ」(http://www.jpo.go.jp/indexj.htm)を開き，「特許電子図書館(IPDL)」の「提供サービス一覧」をクリックする．画面が出てきたら，「9. 公報テキスト検索」をクリックする．すると，「特許・実用検索7) 公報テキスト検索」という画面がでてくる．まず，「公報種別」で「公開特許公報」の「○」をクリックする．さらに「検索項目選択」の「▼」をクリックして，「要約＋請求の範囲」を選び，キミの知りたい用語を「検索キーワード」に打ち込む．そして，最後に「検索」をクリックする．すると，「ヒット件数ＸＸ件」と表示される．各特許の中身を知りたければ(通常は知りたいハズだけど)「一覧表示」をクリックする．これで，情報がドヒャッ〜と得られる．

　くどくど書いたけど，実際は簡単である．そして，繰り返すけど，無料であるし，誰でも使える．最初から「特許・実用検索7) 公報テキスト検索」(http://www.ipdl.jpo-miti.go.jp/Tokujitu/tjkta.ipdl?N0000=108)のサイトにいくこともできる．

　似たようなことを，アメリカ，ヨーロッパ，世界丸ごとの特許でもできる．ここでは，アメリカの例を示す．**アメリカ特許庁**（US Patent and Trademark Office）のウェブサイト(http://www.uspto.gov/patft/index.html)から探ろう．このサイトの書誌情報サイ

ト「Bibliographic Database」の下の「Boolean Search」をクリックすると画面が変わる．画面内に用語や年代を入れれば特定の特許概要が簡単にわかる仕組みになっている．ただし悪いけど，アメリカ特許庁だから全部英語である．といっても怖がることはない．簡単である．

## 5 日本の研究開発動向：細胞接着分子と細胞間結合

今まで述べた方法で，論文検索と全く同じ用語について特許数の変遷を調べてみた．つまり，細胞接着，フィブロネクチン，ビトロ

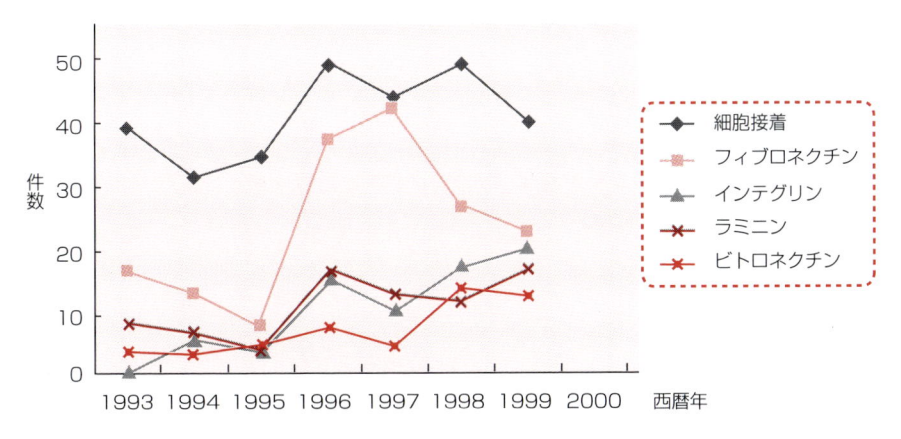

図4 ● 日本の「細胞接着分子」特許の推移：その1

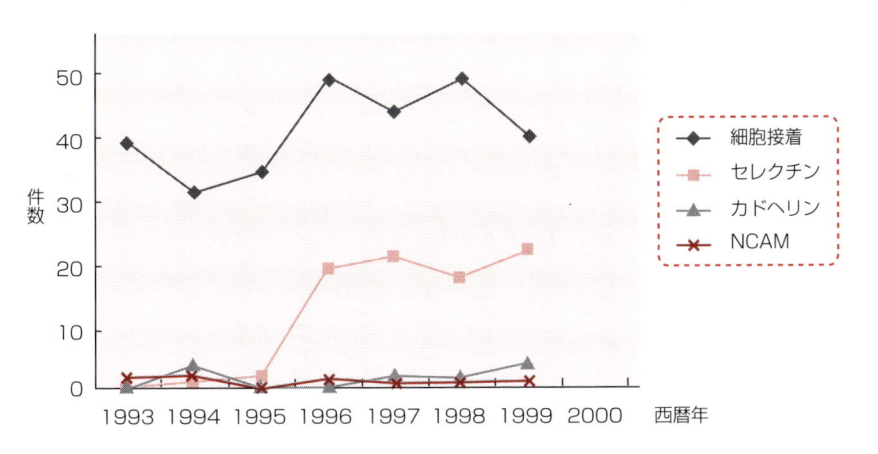

図5 ● 日本の「細胞接着分子」特許の推移：その2

ネクチン，インテグリン，ラミニン，NCAM，カドヘリン，セレクチンの特許数の変遷を調べてみた．

　まず，日本の結果である．論文と同じく図が見にくくなるので，図4, 図5の2つに分けた．「細胞接着」でみると，1993年以来，特許数は年間40件くらいで安定している．フィブロネクチンは，1995年に8件だったのが1996年は38件，翌1997年は43件と急増したが，その後，年間25件前後になっている．ビトロネクチン，インテグリン，ラミニンはどれも同じように1993年に一桁台であったのがゆっくり増加して，現在年間10数件になっている．NCAMとカドヘリンは最高でも年間4件と少ない．セレクチンは1995年に2件だったのが1996年19件と急増し，その後，年間20件前後を維持している．

　「細胞間結合」は，論文の節で述べたように，細胞接着分子としてでなく，デスモソーム，ギャップジャンクション，タイトジャンクション，シナプス結合（シナプティックジャンクション）という結合様式で分類されている．「細胞間結合」の特許数も同じ専門用語で探ってみた（図6）．

　その結果，シナプス結合は1993年に15件の特許があったが，一方的に減少し，1999年では3件になってしまった．なお，デスモソー

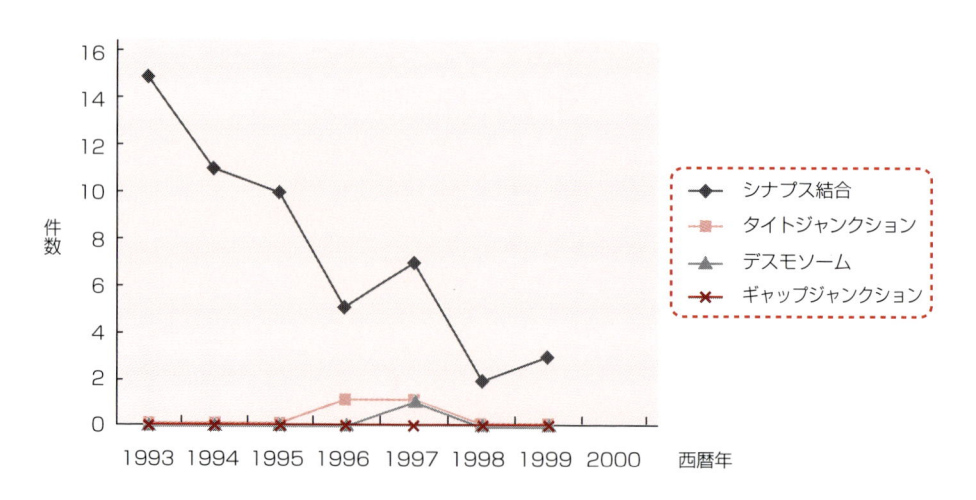

**図6● 日本の「細胞間結合」特許の推移**

ム，ギャップジャンクション，タイトジャンクションは年1〜2件あるかどうかで，きわめて少ない．

## 6 アメリカの研究開発動向：細胞接着分子と細胞間結合

　アメリカ特許庁のデータも調べた（図7，図8）．「細胞接着（cell adhesion）」でみると，1995年の特許数が30件だったのが，1996年

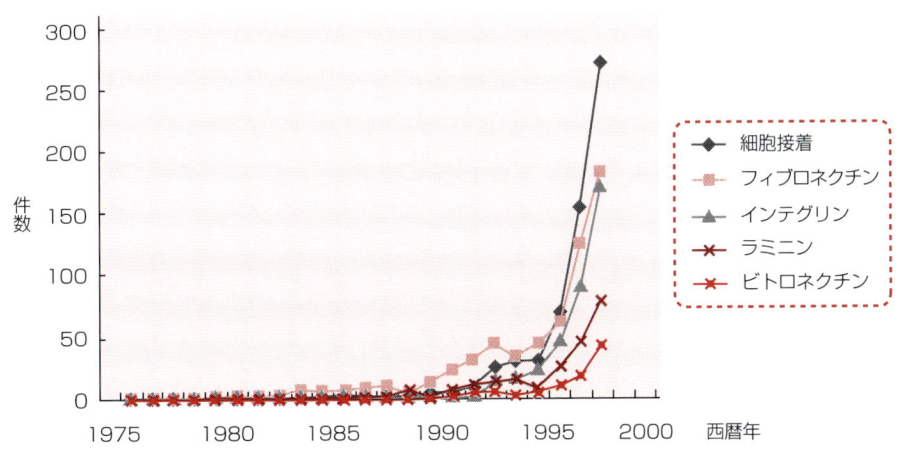

**図7** ●アメリカの「細胞接着分子」特許の推移：その1

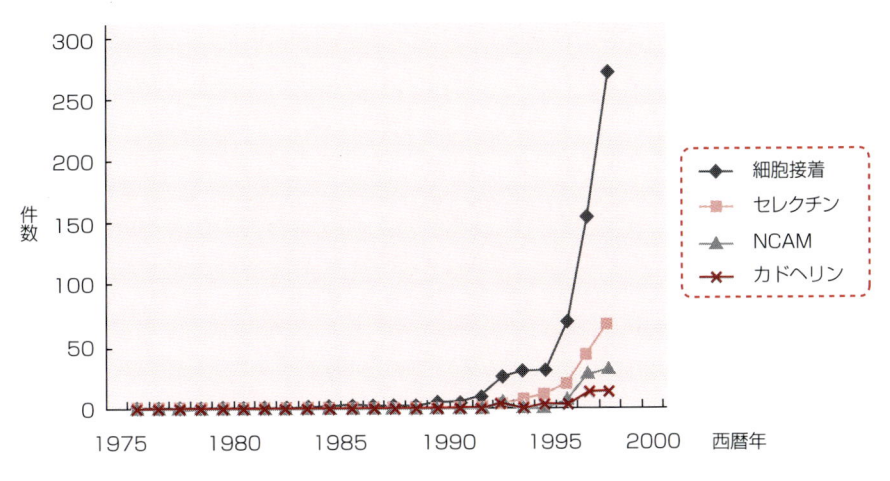

**図8** ●アメリカの「細胞接着分子」特許の推移：その2

に68件，1997年に152件，1998年に268件と，ここ数年，2倍2倍に増えている．このうち約5％が日本からの申請である．件数の多さはフィブロネクチン(fibronectin)，インテグリン(integrin)，ラミニン(laminin)，ビトロネクチン(vitronectin)の順であるが，どれも「細胞接着(cell adhesion)」と同じようにここ数年急増している(図7)．1998年の特許件数のみ示すと，フィブロネクチンは180件(うち日本から5件)，インテグリンは172件(同2件)，ラミニンは76件(同1件)，ビトロネクチンは42件(同0件)である．

NCAM，カドヘリン(cadherin)，セレクチン(selectin)の特許総数は，上記に比べると若干少ないが同じようにここ数年急増している(図8)．1998年の特許件数を示すと，セレクチンが65件(うち日本から2件)，NCAMが32件(同3件)，カドヘリンが12件(同1件)となる．

デスモソーム，ギャップジャンクション，タイトジャンクション，シナプス結合(シナプティックジャンクション)のアメリカの特許件数はどうだろう？ これらは，日本での特許件数は少なかった．調べてみると，アメリカの特許件数もきわめて少ない．少ないので図を省き1976年～1999年の総件数を挙げる．デスモソーム7件，ギャップジャンクション24件，タイトジャンクション17件，シナプス結合0件である．いずれも日本からの申請は0件である．

このように，特許数からアメリカの研究開発動向もみることができる．

さて日米の特許数を比較したコメントを述べてこの付録を終えよう．1996年以降の最近の「細胞接着分子」研究開発動向を，特許数で眺めてみる．日本の1999年は41件で，アメリカの1998年の268件の6分の1である．一歩譲って(誰に？)，特許絶対数の日米比較は難しい部分もある．それで，傾向を比較することにする．日本の「細胞接着分子」の特許数はここ数年一定であるのに対して，アメリカの特許数は急増している．日本は大丈夫なのだろうか？

# 参考文献

## 1 細胞接着分子ものがたり

1) Alberts, B. et al. : Molecular biology of the cell (3rd ed.). Garland Publishing Inc., New York, 1994  ＊細胞生物学の有名な教科書で細胞接着の章がある（邦訳あり）
2) Coleman, D. ed. : Advances in molecular and cell biology : adhesion molecules. Jai Press Inc., New York, 1997  ＊著者多数の解説書
3) 宮坂昌之(監修)：「新版 接着分子ハンドブック」，秀潤社, 2000  ＊著者多数の用語解説事典
4) Kreis, T. & Vale, R. eds. : Guidebook to the extracellular matrix, anchor, and adhesion proteins. Oxford Univ. Press, London, 1999  ＊著者多数の用語解説事典（1999年，編集者のKreis, T.は飛行機事故で死亡．享年45歳）
5) Pigott, R. & Power, C. : The adhesion molecules factsbook. Academic Press, New York, 1993  ＊用語解説事典
6) Dejana, E., & Corada, M. eds. : Adhesion protein protocols. Humana Press, Totowa, New Jersey, 1999  ＊著者多数の実験書
＊上記の文献は第1章に限らず全体的にお勧めである．
7) Garrod, D. R. : Desmosomes and hemidesmosomes. Curr. Opin. Cell Biol., 5 : 30-40, 1993  ＊デスモソームとヘミデスモソームの解説文
8) Borradori, L. & Sonnenberg, A. : Hemidesmosomes : roles in adhesion, signaling and human diseases. Curr. Opin. Cell Biol., 8 : 647-656, 1996  ＊ヘミデスモソームの解説文

## 2 フィブロネクチンものがたり

1) Hynes, R.O. : Fibronectins. Springer-Verlag, New York, 1990  ＊フィブロネクチンの教科書的集大成
2) 林 正男, 佐藤匠徳：フィブロネクチン．「続生化学実験講座6. 細胞骨格の構造と機能（下）」（日本生化学会編), pp449-459, 東京化学同人, 1986  ＊実験書
3) Schwarzbauer, J. E., & Sechler, J. L. : Fibronectin fibrinogenesis : a paradigm for extracellular matrix assembly. Curr. Opin. Cell Biol., 11 : 622-627, 1999  ＊解説文

## 3 ビトロネクチンものがたり

1) 窪田 歴, 林 正男：ビトロネクチンの構造と機能. 血液と脈管, 20 : 273-284, 1989  ＊解説文
2) Yatohgo, T., Izumi, M., Kashiwagi, H. & Hayashi, M. : Novel purification of vitronectin from human plasma by heparin affinity chromatography. Cell Struct. Funct., 13 : 281-292, 1988  ＊筆者らの開発したビトロネクチン精製法の原著.精製法ならこの論文を引用してください
3) Preissner, K.T., Rosenblatt, S., Kost, C., Wegerhoff, J. & Mosher, D.F. eds. : Biology of vitronectins and their receptors. Elsevier Sci. Pub., Amsterdam, 1993  ＊著者多数の解説書
4) Preissner. K.T. & Seiffert, D. : Role of vitronectin and its receptors in haemostasis and vascular remodeling. Thronb. Res., 89 : 1-21, 1998  ＊解説文

## 4 インテグリンものがたり

1) Hynes. R.O. : Integrins : versality, modulation and signalling in cell adhesion. Cell, 69 : 11-25, 1992　＊解説文
2) 林 正男, 宮本泰則：インテグリン研究の生い立ちと現状. 蛋白質核酸酵素, 44：130-135, 1999　＊解説文
3) Guan, J.-L. ed. : Signaling through cell adhesion molecules. CRC Press, Boca Raton, London, 1999　＊キメラレセプター, 合成ペプチド, FAK, パキシリン, p130$^{Cas}$ など著者多数のインテグリン・シグナリング実験書
4) Howlett, A. ed. : Integrin protocols. Humana Press, Totowa, New Jersey, 1999　＊モノクローナル抗体, 発現解析, ジーンターゲティング, 細胞接着, 細胞移動など著者多数のインテグリン実験書
5) Howe, A., Aplin, A.E., Alahari, S.K., & Juliano, R.J. : Integrin signaling and cell growth control. Curr. Opin. Cell Biol., 10 : 220-231, 1998　＊解説文
6) Schoenwaelder, S.M., & Burridge, K. : Bidirectional signaling between the cytoskeleton and integrins. Curr. Opin. Cell Biol., 11 : 274-286, 1999　＊解説文
7) Dedhar, S. : Cell-substrate interactions and signaling through ILK. Curr. Opin. Cell Biol., 12 : 250-256, 2000　＊解説文

## 5 ラミニンものがたり

1) Colognato, H., & Yurchenco, P.D. : Form and function : the laminin family of heterotrimers. Dev. Dyn., 218 : 213-234, 2000　＊解説文
2) 林 正男, 佐藤匠徳：ラミニン. 「続生化学実験講座6. 細胞骨格の構造と機能(下)」, (日本生化学会編), pp459-462, 東京化学同人, 1986　＊実験書
3) Kamiguchi, H., Hlavin, M.L, Yamasaki, M. & Lemmon, V. : Adhesion molecules and inherited diseases of the human nervous system. Annu. Rev. Neurosci., 21 : 97-125, 1998　＊解説文
4) 野水基義：ラミニンはいくつの活性部位があるのか？ 蛋白質核酸酵素, 45：2475-2482, 2000　＊解説文

## 6 細胞間接着分子のものがたり

1) Crossin, K.L. & Krushel, L.A. : Cellular signaling by neural cell adhesion molecules of the immunoglobulin superfamily. Dev. Dyn., 218 : 260-279, 2000　＊解説文
2) Walsh, F.S. & Doherty, P. : Neural cell adhesion molecules of the immunoglobulin superfamily : role in axon growth and guidance. Ann. Rev. Cell Biol., 13 : 425-456, 1997　＊解説文
3) Takeichi, M. : The cadherins : cell-cell adhesion molecules controlling animal morphogenesis. Development, 102 : 639-655, 1988　＊解説文
4) Steinberg, M.S, & McNutt, P.M. : Cadherins and their connections : adhesion junctions have broader functions. Curr. Opin. Cell Biol., 11 : 554-560, 1999　＊解説文
5) Kaibuchi, K., Kuroda, S., Fukata, M., & Nakagawa, M. : Regulation of cadherin-mediated cell-cell adhesion by the Rho family GTPase. Curr. Opin. Cell Biol., 11 : 591-597, 1999　＊解説文

## 7 細胞間結合分子のものがたり

1) 月田承一郎, 古瀬幹夫：タイトジャンクションを構成する4回膜貫通型タンパク質オクルディンとクローディンの発見. 生化学, 72 : 155-162, 2000  ＊解説文
2) Stevenson, B.R. & Keon, B.H. : The tight junction : morphology and molecules. Annu. Rev. Cell Dev. Biol., 14 : 89-109, 1998  ＊解説文
3) Hall, J.E., Zampighi, G.A. & Davis, R.M. eds. : Gap Junctions. Elsevier, Amsterdam, 1993
   ＊著者多数の解説書
4) Simon, A.M. & Goodenough, D.A. : Diverse functions of vertebrate gap junctions. Trends Cell Biol., 8 : 477-483, 1998  ＊解説文

## 8 セレクチンものがたり

1) 反町典子, 宮坂昌之：リンパ球ホーミングに関与する接着分子.「接着分子・分子機構と医学への応用」,（宮坂昌之編）, pp81-94, 中外医学社, 1993  ＊解説文
2) Dunon, D., Piali, L. & Imhof, B.A. : To stick or not to stick : the new leukocyte homing paradigm. Curr. Opin. Cell Biol., 8 : 714-723, 1996  ＊解説文
3) Gonzale-Amaro, R. & Sanchez-Madrid, F : Cell adhesion molecules : selectins and integrins. Crit. Rev. Immunol., 19 : 389-429, 1999  ＊解説文

## 9 細胞接着分子の応用研究ものがたり

1) リオッタ, L.A. : ガン転移のメカニズムと阻止物質. 日経サイエンス, 22(No.4) : 48-57, 1992
   ＊解説文
2) Felding-Habermann, B., Mueller, B.M. & Cheresh. D.A. : Role of $\alpha_V$ integrins and vitronectin in human melanoma cell growth. In The Cell Surface, pp233-240, Cold Spring Harbor Laboratory Press, New York, 1992  ＊解説文
3) Ruoslahti, E. : Fibronectin and its integrin receptors in cancer. In Advances in Cancer Research, pp1-20, Academic Press, New York, 1999  ＊解説文
4) Ohene-Abuakwa, Y. & Pignatelli, M. : Adhesion molecules in cancer biology. In Cancer gene therapy : past achievements and future challenges,（Habibi, ed.）, pp115-126, Kluwer Academic, New York, 2000  ＊解説文
5) Ducheyne, P. & Qiu, Q. : Bioactive ceramics : the effect of surface reactivity on bone formation and bone cell function. Biomaterials, 20 : 2287-2303, 1999  ＊解説文
6) 西田輝夫：眼科臨床におけるフィブロネクチンの新しい可能性. スタンダード・マッキンタイヤ, 1988  ＊解説文

# おわりに

　研究のよく進んでいる細胞接着分子について，その背景から現在までの流れをできるだけ平易に記述してきたが，新版に記述できなかった細胞接着分子がいくつかある．たとえば，**細胞外マトリックス**の細胞接着分子では，**テネイシン**（tenascin），**オステオポンチン**（osteopontin），**フォンビルブラント因子**（von Willebrand factor）などである．古くから知られていた**コラーゲン**（collagen），**フィブリノーゲン**（fibrinogen）も細胞接着分子だが説明できなかった．
　また，**シンデカン**（syndecan），VAP-1，**デコリン**（decorin），**バーシカン**（versican）など糖鎖がらみの細胞接着分子もある．一部は膜介在型のタンパク質で細胞外の細胞接着分子に結合する．このうちのいくつかの細胞接着分子は，今後もっともっと脚光を浴びて，研究が大きく発展していくかもしれない．
　**細胞間接着分子**では，表6-2に細胞接着分子をリストしたものの，各分子を詳しく解説する紙面の余裕はなかった．結果として，本書では神経細胞系に特有な細胞接着分子の記述は不十分である．神経細胞系の細胞接着分子は神経生物学の一部として学ぶ方がいいと思う．したがって，神経細胞系に関心の高い読者は別の本を読むことを勧める．
　**人工的細胞接着分子**には，**ポリ-L-リジン**（poly-L-lysine），**ポリカチオニックフェリチン**（polycationic ferritin）があって，昔から**非特異的**な細胞接着剤としてよく使われてきた．各種レクチン，リゾチーム（lysozyme），細胞表面分子への抗体も細胞接着作用を示す．肝細胞を特異的に接着する人工的な合成高分子**PVLA**も，東京工業大学生命理工学部の赤池敏宏が開発した．これらの接着分子も説明できていない．機能性材料，生体適合性材料，ドラッグデリバリー，人工臓器，再生臓器などでの細胞接着の制御は，医療，化学産業，医薬品産業で重要な役割を担うであろう．

＊　　　　＊　　　　＊　　　　＊

　この本の初版を書いた時の思いは以下のようだった．
　『書き始める前は，原稿執筆にこんなに時間がかかるとは思ってもいなかった．執筆の7～8年前につくったしっかりした講義ノートに，ときどき新しい知見を書き込んでいたし，毎年の授業で，その講義ノートを教科書として使っていた．

いろいろな大学・大学院の集中講義でも，その講義ノートをベースに講義してきた．だから，講義ノートをベースに本を執筆するのは簡単なことだと思っていた．

ところが，執筆のため「細胞接着分子」の研究動向を改めて調べてみると，研究が急速に進展している点，研究分野が大きく広がっている点は予想を越えていた．驚いた．これらの進展や広がりも含めて，「細胞接着分子」のエッセンスをかみくだき，学部生，大学院生，研究者に「わかりやすく」，「コンパクト」に記述したが，作業は容易ではなかった．重要なポイントは全部記述したが，筆を置いてみると，まだ書き足りない感が残っている．そうはいっても，現在進行形の知見にこだわってみてもしかたがないので，足りないところはまた次の機会に譲ることにしよう．』

新版を書き終わっての感想は，上に述べた初版の感想と同じである．「まだ書き足りない感が残っている」ところまで同じである．足りないところはまた次の機会に譲ることになる．

初版の時に書きなぐりの原稿をワープロ入力してくれ，初版と新版では日本語を読みやすくしてくれたパートナーの和子に心から感謝したい．この本の中で紹介した筆者の細胞接着分子研究は，筆者の研究室で大学院・研究生時代を過ごした佐藤匠徳，赤間高雄，舩城知行，八藤後武美，宮本泰則，泉 雅子，宮崎 歴，桜井総子，長野裕子，中野 培，中島尚美，浜野宝子，土屋礼美，神部素子，李 周洋，原 香，松本佳子，鈴木有理子，田嶌亜紀子，門脇寿枝，鳥谷真佐子，橋本絢子，清水聖子（敬称略）らの努力によるところが大きい．音信不通になってしまった人もいるが，元気でいい人生を送ってほしい．名前を記して感謝申し上げる．

筆者と共同研究してくださった多くの研究者にも感謝している．河野一郎，柏木平八郎，本村幸子，加藤秀生，西村正幸，松田道生，黒田洋一郎，好井 覚，榊 佳之，瀬野信子（故人），松田貞幸，宮田敏行，松本勲武，小川温子，堀内浩幸，松田治男，片岡一則，鶴田貞二，澤田 元，竹永啓三（敬称略），その他名前を挙げないが，一緒に研究できて幸せです．

研究者仲間として辛口のアドバイスをしてくれた関口清俊，木全弘治，畑 隆一郎，平野英保，林 利彦，永井 裕，塩井純一，S. K. Akiyama, D. F. Mosher, K. Preissner（敬称略）に感謝している．また，恩師の橋本洋一，江上不二夫（故人），藤目杉江，秦野節司，大沢文夫，渡邊良雄，K. M. Yamada, S. Mohlaには表現できないほど感謝している．

新版では，改訂のための調査をカリフォルニア大学ロサンゼルス校（通称，UCLA）でも行った．UCLAの生物医学図書館（Louise M. Darling Biomedical Library）はよく利用させていただいた．ありがとうございます．UCLAのタマノイ教授とマリコ夫人に感謝しています．その後，ローズィー（タマノイ家のウサギ）に可愛げが出てきたでしょうか？

　初版では，羊土社編集部の石井利久さん，眞野人香さん，一戸裕子さんにお世話になりました．新版では，天野　幸さん，一戸裕子さんにお世話になりました．羊土社編集部のご尽力がなければ，当然のことながら，この本はそもそも存在しなかった．心から厚く感謝申し上げます．

　最後に一言．こんなことを書くと"青臭い"と思われるかもしれないが，「書く人」，「出版する人」だけで本はできない．本は「書く人」のためでも，「出版する人」のためでもない．**本は「読者」のためである．読者が読んでくださるから林　正男は本を書いた**…［ハヤシの第15法則］．林　正男はこのことを十分に承知しているつもりです．感謝の最後になりましたが，読者の皆様に心から感謝しています．ありがとうございます．

　　　　　　　　ロサンゼルス，ウエストウッド・ヴィレッジ・アパートメント，418号室にて

## ● 和文索引

### あ

| | |
|---|---|
| アクチン線維 | 17, 102, 132 |
| アグリン | 122 |
| 足場依存性 | 65, 190 |
| 足場依存的細胞増殖 | 112 |
| アダプタータンパク質 | 109 |
| アドヘレンスジャンクション | 17 |
| アドリアマイシン | 191 |
| アーバークロンビー（人名） | 106 |
| アメリカ特許庁 | 200 |
| アンカー病 | 101 |
| 安全保障 | 28 |
| 一研究10年説 | 177 |
| 一価抗体 | 136 |
| 溢出（いっしゅつ） | 179 |
| 遺伝子欠損マウス | 64 |
| 遺伝子ターゲティング | 64 |
| 遺伝子ノックアウト | 157 |
| 遺伝子レベル | 144 |
| イニシエーション | 178 |
| イーラム | 166 |
| インサイドアウト | 102, 112 |
| インターロイキン1β | 173 |
| インテグリン | 19, 38, 53, 61, 74, 80, 86, 91, 175 |
| インテグリン$\alpha_4\beta_7$ | 174 |
| インテグリン$\alpha_5\beta_1$ | 183 |
| インテグリン$\alpha_6\beta_4$ | 23 |
| インテグリン$\alpha_V\beta_3$ | 183 |
| インテグリン$\alpha$鎖 | 92 |
| インテグリン$\beta$鎖 | 93 |
| インテリジェント機能性分子 | 192 |
| イントロン | 43 |
| ウシ胎仔血清 | 34 |
| ウズラの細胞 | 61 |
| 内から外へ | 102, 112 |
| ウロキナーゼ | 76 |
| エクソン | 43 |
| エーデルマン（人名） | 135 |
| エフェクタータンパク質 | 147 |
| エラスチン | 15, 127 |
| 塩基性アミノ酸 | 75 |
| エンゲル（人名） | 152 |
| 炎症 | 165 |
| エンタクチン | 122 |
| 黄色ブドウ球菌 | 123 |
| オクチルグルコシド | 90 |
| オクルディン | 157 |
| 小沢政之（人名） | 145, 148 |
| オステオポンチン | 208 |

### か

| | |
|---|---|
| 貝淵弘三（人名） | 147 |
| 科学技術振興事業団 | 84 |
| 科学研究のライフサイクル | 176 |
| 化学シナプス結合 | 23, 162 |
| カテニン | 19, 145 |
| カドヘリン | 18, 137, 143, 185 |
| ガラクトプロテインa | 32 |
| 癌 | 21 |
| 癌化 | 29, 46 |
| 干渉反射光学系 | 106 |
| 癌抑制遺伝子産物 | 185 |
| 寒冷不溶性グロブリン | 33 |
| 基質 | 13, 15, 102 |
| 基底膜 | 115 |
| キメラレセプター分子 | 104 |
| ギャップジャンクション | 23, 161 |
| キレート剤 | 134 |
| 筋ディストロフィー | 130 |
| 筋肉細胞 | 60 |
| 組換えDNA | 42 |
| クラスター | 104, 106 |
| クラッシュ症候群 | 142 |
| グリコサミノグリカン | 15 |
| クローディン | 159 |
| 蛍光抗体法 | 106 |
| 経済発展 | 28 |
| 化粧品 | 194 |
| 血液凝固 | 76 |
| 血管新生 | 185 |
| 血管内皮細胞 | 165 |
| 血小板 | 97, 98 |
| 血小板無力症 | 100, 101 |
| 血漿フィブロネクチン | 35, 42, 44 |
| 血清中伸展因子 | 67 |
| 血栓症 | 33 |
| ゲノムDNA | 44 |
| ケムラー（人名） | 148 |
| ケモカイン | 174 |
| ゲル濾過法 | 66 |
| 研究論文 | 195 |
| 健康 | 28 |
| 原生動物 | 24 |
| 原腸陥入 | 61 |
| ケン・ヤマダ（人名） | 48, 58, 88, 180 |
| 抗トロンビンIII | 76 |
| 酵母 | 25 |
| 国立医学図書館 | 196 |
| 国立生命科学研究所 | 196 |
| 古典的カドヘリン | 149 |
| ゴードン会議 | 39 |
| ゴードン・サトー（人名） | 35 |
| コネキシン | 161 |
| コネクソン | 161 |
| コラーゲン | 15, 40, 61, 208 |

### さ

| | |
|---|---|
| 細菌 | 123 |
| サイトカイン | 165 |
| ザイファート（人名） | 72 |
| 細胞移動 | 37, 58 |
| 細胞外マトリックス | 13, 102, 115, 187, 208 |
| 細胞間結合（分子） | 13, 154 |
| 細胞間接着分子 | 133, 208 |
| 細胞間物質 | 15 |
| 細胞骨格系 | 175 |
| 細胞-細胞外マトリックス間接着 | 13 |
| 細胞-細胞間接着 | 13 |
| 細胞性フィブロネクチン | 35, 42, 44 |
| 細胞接着因子 | 34 |
| 細胞接着活性 | 74, 121 |
| 細胞接着活性のほぼ最小単位 | 52 |
| 細胞接着・伸展 | 37 |
| 細胞接着・伸展活性 | 49 |
| 細胞接着性タンパク質 | 16 |
| 細胞接着性糖タンパク質 | 49 |
| 細胞接着阻害作用 | 55 |
| 細胞選別 | 133, 151 |
| 細胞内情報伝達 | 102 |

| | | | | | | | |
|---|---|---|---|---|---|---|---|
| 細胞の極性 | 156 | 選択的スプライシング | 44, 94, 137 | 特許庁 | 200 |
| 細胞表面 | 29 | | | ドメイン構造 | 39 |
| 細胞表面標識（法） | 29, 32, 90 | 線溶 | 77 | トランス結合 | 153 |
| | | 創傷治癒 | 78 | トランスフォーム | 29 |
| サルコグリカン | 132 | 相乗部位 | 57 | トランスメンブレンコントロール | 102 |
| シアリル Lewis x | 170 | 創造性のトライアングル | 28, 31 | | |
| シアル酸 | 137 | | | トリプシン | 134 |
| 糸球体 | 115 | 創造的研究 | 27 | トロンビン | 76 |
| シグナリング | 102 | 外から内へ | 102, 110 | | |
| シグナル配列 | 74 | | | | |
| 糸状仮足 | 103 | **た** | | **な** | |
| シス結合 | 152 | | | | |
| シス二量体 | 153 | 帯状仮足 | 103 | ナイドジェン | 122 |
| シャルコー－マリー－トゥース病 | 143 | タイトジャンクション | 23, 154 | 二価性クロスリンカー | 98 |
| | | | | 西田輝夫（人名） | 188 |
| 収縮 | 58 | 高田義一（人名） | 97 | ノックアウトマウス | 64, 78, 158, 174 |
| 重要性 | 28 | 竹市雅俊（人名） | 18 | | |
| 腫瘍壊死因子 | 173 | タネと土壌 | 182 | | |
| 小腸の上皮細胞 | 155 | タバコ | 178 | **は** | |
| 食運動追跡法 | 59 | タンパク質分解酵素 | 134 | | |
| 書誌情報 | 196 | チェリッシュ（人名） | 184 | ハイブリッド分子 | 191 |
| 神経堤細胞 | 60 | 中間径線維 | 19, 102 | ハイブリドーマ | 87 |
| 神経突起伸長 | 121, 193 | チロキシン | 138 | ハインズ（人名） | 29, 59, 64, 183 |
| 人工基質 | 49 | 月田承一郎（人名） | 23, 156 | | |
| 人工血管 | 194 | ツニカマイシン | 130, 145 | 箱守仙一郎（人名） | 31 |
| 人工的細胞接着分子 | 208 | ティアリー（人名） | 61 | 播種性血管内凝固症 | 33 |
| 人工皮膚 | 194 | ディスインテグリン | 181 | 波状仮足 | 103 |
| 人工マトリックス | 17, 49 | ディストロフィン | 132 | 8M尿素 | 82 |
| 浸潤 | 179 | ティンプル（人名） | 117 | 白血球 | 96 |
| 伸長 | 58 | 停止 | 179 | 白血球抗原関連タンパク質 | 129, 140 |
| シンデカン | 208 | 低分子量GTP結合タンパク質 | 109 | 白血球粘着異常症 | 175 |
| スクリーニング | 87 | | | 白血球粘着欠損症－I型 | 101 |
| 鈴木信太郎（人名） | 71, 149 | 低分子量Gタンパク質 | 109, 147, 174 | 白血球粘着欠損症－II型 | 101 |
| ストレスファイバー | 102 | | | パドジェム | 166 |
| スプライシング | 44 | 低マグネシウム血症 | 160 | パブメド | 196 |
| スプリンジャー | 101 | デジェリン－ソッタ症候群 | 143 | ハヤシの第1法則 | 26 |
| スルファチド | 129 | デスモグレイン | 20 | ハヤシの第2法則 | 28 |
| 生殖細胞 | 60 | デスモコリン | 20 | ハヤシの第3法則 | 28 |
| 関口清俊（人名） | 40, 192 | デスモソーム | 17, 19 | ハヤシの第4法則 | 33 |
| 接触結合 | 13 | デスモプラキン | 21 | ハヤシの第5法則 | 33 |
| 接着 | 58 | テネイシン | 208 | ハヤシの第6法則 | 81 |
| 接着結合 | 13 | テーリン | 19 | ハヤシの第7法則 | 83 |
| 接着斑 | 49, 102, 104, 106, 128 | 転移 | 178 | ハヤシの第7法則：補遺 | 85 |
| ゼラチン | 35 | 転写因子 | 69 | ハヤシの第8法則 | 90 |
| ゼラチン結合断片 | 40 | 天疱瘡 | 21 | ハヤシの第9法則 | 91 |
| セルピン | 75, 76 | 糖鎖 | 74 | ハヤシの第10法則 | 177 |
| セレクチン | 24, 101, 164, 167, 168, 186 | 逃避行動 | 161 | ハヤシの第11法則 | 177 |
| | | 動物細胞培養法 | 34 | ハヤシの第12法則 | 178 |
| 線維芽細胞 | 36 | 特許 | 84 | ハヤシの第13法則 | 196 |
| 旋回培養 | 135 | | | ハヤシの第14法則 | 196 |

| | | |
|---|---|---|
| ハヤシの第15法則 | 210 | |
| ハヤシの第16法則 | 奥付 | |
| パラダイム | 66 | |
| パーリカン | 122 | |
| 微小管 | 102 | |
| ヒスタミン | 173 | |
| ビタミンA酸 | 138 | |
| 非特異的 | 208 | |
| ビトロネクチン | 35, 65, 67, 189 | |
| ビトロネクチンレセプター | 91 | |
| ピログルタミン | 40 | |
| ファーティリン | 128 | |
| フィドラー (人名) | 180 | |
| フィブリノーゲン | 98, 208 | |
| フィブリン | 40 | |
| フィブロネクチン | 19, 26, 32, 180, 187 | |
| フィブロネクチン抗体 | 61 | |
| フィブロネクチンⅢ型モジュール | 139 | |
| フィブロネクチン断片 | 38 | |
| フィブロネクチンのⅠ, Ⅱ, Ⅲ型構造 | 42 | |
| フィブロネクチンレセプター | 87, 91 | |
| 部位特異的突然変異 | 57 | |
| フォンビルブラント因子 | 208 | |
| ブッチャー (人名) | 164 | |
| プライスナー (人名) | 80, 82 | |
| プラコグロビン | 146 | |
| プラスミノーゲン活性化因子阻害因子-1 | 76 | |
| プラスモデスム | 25 | |
| プレクチン | 22 | |
| プログレッション | 178 | |
| プロテインキナーゼA | 114 | |
| プロテインキナーゼC | 113 | |
| プロテオグリカン | 116, 122 | |
| プロネクチンF | 192 | |
| プロモーション | 178 | |
| 分化マーカー | 96 | |
| 閉鎖結合 | 13, 154 | |
| ベイベルミパレイド体 | 166 | |
| ベーサルラミナ | 115, 117 | |
| ヘテロクロマチン | 61 | |
| ヘテロフィリック | 15, 160 | |
| ヘパラン硫酸 | 129, 137 | |
| ヘパリン | 40, 122 | |
| ヘパリン結合部位 | 75 | |
| ヘミデスモソーム | 17, 21, 128 | |
| ヘモペキシン | 74 | |
| ホスファチジルイノシトール | 137 | |
| 補体 | 69 | |
| ホーミング | 164 | |
| ホーミングレセプター | 164, 165, 167 | |
| ホモフィリック | 15, 137, 151, 160 | |
| ホモフィリック結合 | 141 | |
| ポリ-L-リジン | 208 | |
| ポリカチオニックフェリチン | 208 | |
| ポリクローナル抗体 | 87 | |
| ホルトフレーター (人名) | 133 | |
| ホルボールエステル | 113 | |
| ホール (人名) | 109 | |

## ま

| | |
|---|---|
| 膜介在配列 | 91 |
| 膜侵襲複合体 | 70 |
| マーチン (人名) | 116, 181 |
| マトリックスメタロプロテアーゼ | 187 |
| マトリックスメタロプロテアーゼ組織阻害因子 | 187 |
| ミルシュタイン (人名) | 87 |
| 無血清培養 | 35 |
| 結んで開いて理論 | 80 |
| メドライン | 196 |
| メラノーマ | 180 |
| メローシン | 123 |
| 免疫グロブリンスーパーファミリー | 141, 174 |
| 免疫グロブリン様細胞接着分子 | 141 |
| 免疫グロブリン様ドメイン | 139 |
| 免疫系細胞 | 96 |
| 免疫沈殿 | 143 |
| モーシャー (人名) | 82 |
| モジュール | 42 |
| モノクローナル抗体 | 57, 67, 87, 137, 143, 157 |

## や, ら

| | |
|---|---|
| 山田圭一 (人名) | 176 |
| 融合タンパク質 | 57 |
| Ⅳ型コラーゲン | 116, 122 |
| ラクトペルオキシダーゼ | 29 |
| ラミニン | 61, 116, 181 |
| ラミニン-5 | 23 |
| ラミニンα1鎖 | 149 |
| ラミニンレセプター | 121 |
| リオッタ (人名) | 187 |
| リガンド | 38, 94 |
| リン酸化 | 137 |
| リンパ球 | 164 |
| 涙液 | 188 |
| ルースラティ (人名) | 33, 67 |
| レクチン | 151, 167 |
| レセプター | 86 |
| レチノイン酸 | 137 |
| レッツタンパク質 | 28 |
| 連絡結合 | 13, 25, 161 |
| ロータリーシャドウイング法 | 119 |
| ローリング | 173, 174 |

## 欧文索引

### A

| | |
|---|---|
| actin filament | 17 |
| adaptor protein | 109 |
| adherence junction | 17 |
| adhesion plaque | 49, 102, 106 |
| agrin | 122 |
| Anchor disease | 101 |
| anchorage dependence | 65, 190 |
| anchoring junction | 13 |
| angiogenesis | 185 |
| anti-thrombin Ⅲ | 76 |
| APCタンパク質 | 185 |
| Arg-Glu-Asp-Val | 56 |
| Arg-Gly-Asp | 52, 74 |
| α-ジストログリカン | 129, 132 |

### B

| | |
|---|---|
| B16メラノーマ | 56 |
| basal lamina | 115 |
| basement membrane | 115 |
| BHK細胞 | 56 |
| BP180 | 23 |
| β-エンドルフィン | 78 |
| β-ジストログリカン | 132 |
| β-endorphin | 78 |

### C

| | |
|---|---|
| $Ca^{2+}$依存性細胞接着 | 135, 143 |
| $Ca^{2+}$結合モチーフ | 145 |
| cadherin | 18, 143 |
| CAM | 136 |
| CAM変異 | 100 |
| catenin | 19, 145 |
| CBP35 | 130 |
| cDNA | 22, 127, 139, 144, 157 |
| CD(番号) | 96 |
| CD44 | 186 |
| CEA | 186 |
| cell-adhesive proteins | 16 |
| cell surface labeling | 29 |
| cellular fibronectin | 35 |
| Charcot-Marie-Tooth病 | 143 |
| chemical synaptic junction | 23, 162 |
| chemokine | 174 |
| CIg | 33 |
| classic cadherin | 149 |
| claudin | 159 |
| cluster of differentiation | 96 |
| collagen | 15 |
| communicating junction | 13, 161 |
| complement | 69 |
| connexin | 161 |
| connexon | 161 |
| CRASH syndrome | 142 |
| cryptic-to-open theory | 80 |
| CSAT | 88 |

### D

| | |
|---|---|
| Dejerine-Sotta症候群 | 143 |
| desmocollin | 20 |
| desmoglein | 20 |
| desmoplakin | 21 |
| desmosome | 17 |
| disintegrin | 181 |
| DXD配列 | 145 |
| DXNDN配列 | 145 |
| dystrophin | 132 |

### E, F

| | |
|---|---|
| E-カドヘリン | 144 |
| ECM | 13 |
| ED-A | 44 |
| ED-B | 44 |
| EDTA | 90, 134 |
| EGF | 169 |
| EGTA | 134 |
| EHS肉腫 | 117 |
| EILDV | 96 |
| ELAM | 165, 166, 167 |
| elastin | 15, 127 |
| entactin | 122 |
| ET変異 | 100 |
| exon | 43 |
| extracellular matrix | 13 |
| extravasation | 179 |
| Fab断片 | 136 |
| FAK | 108 |
| Fat様カドヘリン | 149 |
| Fat-like cadherin | 149 |
| fertilin | 128 |
| fibroblast | 36 |
| fibronectin | 19 |
| filopodia | 103 |
| focal adhesion | 102, 106 |

### G

| | |
|---|---|
| Gドメイン | 149 |
| galactoprotein a | 32 |
| gap junction | 23, 161 |
| gelatin | 35 |
| gene targeting | 64 |
| Glanzmann's thromboasthenia | 101 |
| GlyCAM-1 | 171 |
| glycosaminoglycan | 15 |
| GMP-140 | 165, 167 |
| GP | 97 |
| GPⅡb/Ⅲa | 97 |
| GRGDSP | 90 |
| GRGESP | 90 |

### H, I

| | |
|---|---|
| HAV | 151 |
| hemidesmosome | 17, 21 |
| heterophilic | 15 |
| HNK-1多糖 | 129 |
| homing | 164 |
| homophilic | 15 |
| Iドメイン | 92 |
| IL-1β | 173 |
| immunoglobulin super family | 141 |
| inflammation | 165 |
| initiation | 178 |
| inside-out | 102 |
| integrin | 19, 53, 91 |
| intercellular junction | 13 |
| interleukin-1β | 173 |
| intron | 43 |
| invasion | 179 |
| IQGAP-1 | 148 |

## J, K, L

| | |
|---|---|
| JG22 | 88 |
| K | 31 |
| KD | 31 |
| kD | 31 |
| knockout mouse | 64 |
| KQAGDV | 98 |
| L1 | 139, 141 |
| LAD | 175 |
| lamellipodia | 103 |
| LAR | 129, 140 |
| LDV | 56 |
| lectin | 167 |
| LETS protein | 28, 30 |
| Leu-Asp-Val | 56 |
| leukocyte adhesion deficiency | 101, 175 |
| ligand | 38 |

## M

| | |
|---|---|
| MAC | 70 |
| MAdCAM-1 | 174 |
| MAPK経路 | 110 |
| matrix metalloproteases | 187 |
| Medline | 196 |
| Mel-14 | 164 |
| membrane attack complex | 70 |
| membrane ruffling | 103 |
| merosin | 123 |
| MMP | 187 |
| module | 42 |
| muscular dystrophy | 130 |

## N, O

| | |
|---|---|
| N-カドヘリン | 144 |
| NCAM | 135, 136 |
| neural crest cell | 60 |
| NIH | 196 |
| nidogen | 122 |
| N-myc | 138 |
| NRK細胞 | 56 |
| occludin | 157 |
| occluding junction | 13, 154 |
| outside-in | 102 |

## P

| | |
|---|---|
| P-カドヘリン | 144 |
| Po | 141, 142 |
| p120 | 147 |
| p120$^{ctn}$ | 147 |
| PADGEM | 165, 166 |
| PAI-1 | 76 |
| PCR法 | 100 |
| perlecan | 122 |
| plasma fibronectin | 35 |
| plasminogen activator inhibitor-1 | 76 |
| plasmodesm | 25 |
| plectin | 22 |
| pp125FAK | 109 |
| progression | 178 |
| promotion | 178 |
| protein zero | 142 |
| PSGL-1 | 174 |
| PubMed | 196 |
| PVLA | 208 |

## R

| | |
|---|---|
| REDV | 56 |
| RGD | 52, 74, 98, 121, 123, 180, 192 |
| RGD配列 | 96 |
| RGDペプチド | 61 |
| RGDモチーフ | 52 |
| Rho | 147 |
| rotary shadowing method | 119 |
| RTK | 112 |

## S

| | |
|---|---|
| Sタンパク質 | 71 |
| s-ラミニン | 123 |
| sarcoglycan | 132 |
| selectin | 24, 167 |
| serum spreading factor | 67 |
| SH2ドメイン | 109 |
| sialyl Lewis x | 170 |
| signal sequence | 74 |
| s-laminin | 123 |
| sLe$^a$ | 170, 186 |
| sLe$^x$ | 170, 186 |
| snergystic site (SS) | 57 |
| S-protein | 71 |
| STAT | 76 |
| stress fiber | 102 |

## T

| | |
|---|---|
| Tリンパ球 | 97 |
| talin | 19 |
| TAT | 76 |
| TGF-$\beta$ | 138 |
| ⅢCS | 44, 55 |
| thrombin | 76 |
| tight junction | 23, 154 |
| TIMP | 187 |
| TNF | 173 |
| tumor necrosis factor | 173 |
| tunicamycin | 145 |
| type Ⅳ collagen | 122 |

## V〜Z

| | |
|---|---|
| VCAM-1 | 186 |
| VGVAPG | 128 |
| vitronectin | 67 |
| VLA | 97 |
| Weibel-Palade body | 166 |
| YIGSR | 121, 126, 181, 193 |
| ZAN75 | 69 |
| ZO-1 | 157 |

索引

林 正男（はやし・まさお）

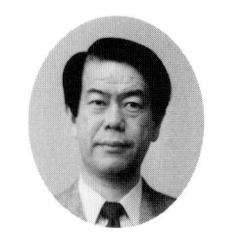

お茶の水女子大学理学部生物学科助教授．1947年横浜生まれ．'69年，埼玉大学理工学部卒業．'74年，名古屋大学大学院博士課程（分子生物学専攻）修了．'76年，筑波大学生物科学系講師．'80～'83年，米国NIH・国立癌研究所分子生物学部のKenneth Yamada博士のもとでフィブロネクチンを研究．'85年，お茶の水女子大学に移籍．細胞接着分子を主な研究課題としている．改訂版では顔写真（上記）も改訂（？）した．初版と比べると記述内容が格段と改善できたが，写真に写っている人物だけは改善できていない（残念！）．歳を取ったのサ．けど，ナ～ニ，歳とともに人生観，経済状態，精神が安定するので，歳をとるのは悪くないゾ…［ハヤシの第16法則］．そう思って写真の人物をみると，どう，風貌が落ち着いて魅力的に見えない？　軽薄ってか？　イテテテッ．病人をいたわってよ．初版以来，ヨーロッパの田舎を気ままに旅したい病と闘病中なんだから．その後，オーストラリアの海辺でグータラしたい病も併発した．
■編集者の追記：林先生は【白楽ロックビル】の名前でバイオ政治学の著作もしています．
■ウェブページ：http://hayashi.bio.ocha.ac.jp
■連絡先：prof_hayashi@hotmail.com

実験医学バイオサイエンス　BS-35
新 細胞接着分子の世界

2001年 4月20日 第1刷発行
2007年 2月20日 第2刷発行

著　者 ................................ 林　正男
発行人 ................................ 一戸裕子
発行所 ................ 株式会社 羊　土　社

〒101-0052　東京都千代田区神田小川町2-5-1　神田三和ビル
TEL　03（5282）1211
FAX　03（5282）1212
E-mail：eigyo@yodosha.co.jp
URL：http://www.yodosha.co.jp/

印刷所 ........................ 日経印刷株式会社

©2001 Printed in Japan
ISBN978-4-89706-327-0